彩色
升级版

高脂血症
用药与配餐

主编◎孙晓莉 郑雪冰

编者◎殷显德 易梦秋 于 淼 孙晓莉

刘克辉 王海峰 马国芳 王 蕊

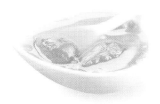

IC 吉林科学技术出版社

图书在版编目（CIP）数据

高脂血症用药与配餐 ：彩色升级版 / 孙晓莉，郑雪冰主编. -- 长春 ：吉林科学技术出版社，2013.5
ISBN 978-7-5384-6705-5

Ⅰ．①高… Ⅱ．①孙… ②郑… Ⅲ．①高血脂病－药物疗法②高血脂病－食物疗法 Ⅳ．①R589.205②R247.1

中国版本图书馆CIP数据核字(2013)第066156号

GAOZHIXUEZHENG YONGYAO YU PEICAN:CAISE SHENGJI BAN

高脂血症用药与配餐:彩色升级版

主　　编	孙晓莉　郑雪冰
出 版 人	李　梁
责任编辑	韩　捷　李永百
封面设计	长春创意广告图文制作有限责任公司
制　　版	长春创意广告图文制作有限责任公司
开　　本	710mm×1000mm　1/16
字　　数	208千字
印　　张	13
印　　数	10 001-13 000册
版　　次	2013年8月第1版
印　　次	2017年5月第2次印刷
出　　版	吉林出版集团 吉林科学技术出版社
发　　行	吉林科学技术出版社
地　　址	长春市人民大街4646号
邮　　编	130021

发行部电话/传真　0431-85677817　85635177　85651759
　　　　　　　　　　　　85651628　85600611　85670016
储运部电话　0431-84612872
编辑部电话　0431-85610611

网　　址	www.jlstp.net
印　　刷	长春百花彩印有限公司
书　　号	ISBN 978-7-5384-6705-5
定　　价	35.00元

如有印装质量问题可寄出版社调换

高脂血症是一种常见病、多发病，全世界中、老年人高脂血症患者约占50%，而在国内高血脂的发病率也在逐年增多，发病率占25.3%，仅次于高血压。随着人们生活水平的提高，高脂血症有逐渐年轻化的趋势，许多人"谈脂色变"。

其实，高脂血症并不可怕，血脂增高并不是一天两天形成的，而是与长时间营养过剩、缺乏体育锻炼或服用某些药物等因素有关，如果在生活中避免这些因素，高脂血症是可以预防的。高脂血症又是心脑血管疾病最主要的危险因素之一，它参与心脑血管动脉粥样硬化的发生、发展及病变恶化的全过程。早发现、早治疗，高脂血症是完全可以控制的。

本书的第一部分为高脂血症的基本常识，简单地介绍了什么是高脂血症，高脂血症是如何发生的及其危害，怎样早期预防高脂血症；第二部分是高脂血症的用药常识，介绍了如何制订合理的用药方案，各类药物的作用原理，如何选择针对性强的降脂药物，需要了解降脂药的新药、进口药及降脂药物配伍禁忌等；第三部分为高脂血症的常用西药，详细介绍了他汀类、还原酶抑制剂、贝特类、胆酸螯合剂、烟酸及其衍生物等；第四部分介绍高脂血症的常用中药、中成药、中药单方、中药复方；第五部分为高脂血症的配餐常识，介绍高脂血症的膳食指南和营养需求，有降脂作用的食物，各种食物的搭配等；第六部分为高脂血症的常规配餐，有四季食谱、每周食谱及制作方法等；第七部分为高脂血症及其并发症推荐用药及配餐，有并发肥胖症、冠心病、高血压病、糖尿病等用药与配餐。

本书自2006年1月份出版后，受到读者的欢迎。此次修订并改为彩色版，将2008年—2013年有所变化的新药、进口药及临床应用上加以变动。增加了一些新的内容，使之与时俱进。本书具有很强的实用性和科学性，由浅入深，通俗易懂，针对性强，便于查阅。我们衷心希望高脂血症的病人合理用药及安排饮食，更多地了解并正确认识高脂血症，我们期待本书能成为高脂血症病人的良师益友。

本书还可供基层临床医师、保健人员、营养食疗爱好者参考。

书中如有不足之处，恳请读者批评指正。

孙晓莉

2013年6月

目录

Part 1
高脂血症的基本常识

Part 2
高脂血症的用药常识

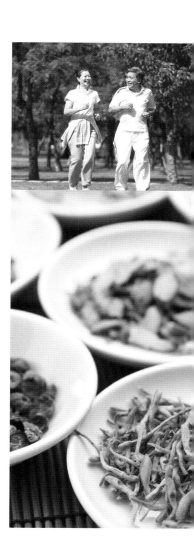

Part 3
高脂血症的常用西药

Part 4
高脂血症的常用中药

Part 5
高脂血症的配餐常识

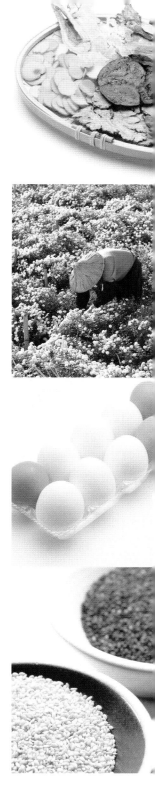

Part 6
高脂血症的常规配餐

Part 7
高脂血症及其并发症推荐用药与配餐

Part 1

高脂血症的基本常识

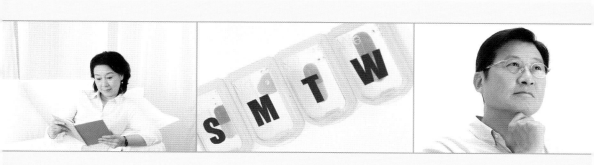

　　高脂血症是指由于脂肪代谢或运转异常使血浆中一种或几种脂质高于正常值称为高脂血症。可表现为高胆固醇血症、高甘油三酯血症或两者兼有（混合型高脂血症）高代谢性疾病。

什么是高脂血症

俗话说"人到四十病找人",人进入中年,身体的各种不适接踵而来,如心慌气短、头晕眼花、记忆力下降、肢体麻木,多数人都不以为然,总认为是工作劳累,休息不好,未加重视,掉以轻心,其实这些现象并非偶然,是高脂血症在作怪,是心脑血管疾病向您发出了警告。

什么是高脂血症呢?是指由于脂肪代谢或运转异常使血浆中一种或几种脂质高于正常值称为高脂血症。可表现为高胆固醇血症、高甘油三酯血症或两者兼有(混合型高脂血症)高代谢性疾病。它能促进动脉粥样硬化的发生和发展,而动脉硬化可引起冠状动脉疾病如心肌梗死,还可因脑动脉硬化而导致脑血管意外。

血脂不溶或微溶于水,必须与蛋白质结合以脂蛋白形式存在,才能在血液中运转。因此,高脂血症常为高脂蛋白血症的反映,因而称之为血脂异常,也称为"高脂血症"。血脂是指血浆中的中性脂肪(甘油三酯)和类脂(磷脂、糖脂、固醇、类固醇)的一类物质的总称,它们随着血液广泛分布于人体各个组织器官之中,是维持人体生命细胞的基础代谢的必需物质。日常生活中人们常说检查血脂是指其中的主要成分:甘油三酯、胆固醇、脂蛋白和载脂蛋白。

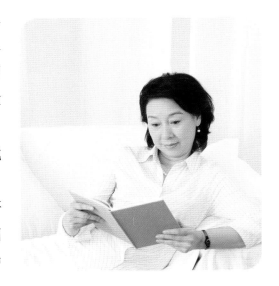

1.胆固醇 胆固醇主要由肝脏合成,用于合成细胞浆膜类固醇激素和胆汁酸。如果细胞膜中

缺少胆固醇，细胞膜会变脆、变硬、易破碎。胆固醇还用于生成雌雄激素，维持人体的第二性征；产生维生素D，调节人体钙、磷吸收和代谢。胆固醇还产生胆酸来帮助肝脏消化脂肪。

2. 甘油三酯　类似我们生活中常见的植物油或动物油。主要由甘油与脂肪酸生成，是人体重要的能量来源。血浆甘油三酯升高者容易发生动脉粥样硬化性疾病，如常见的心绞痛、心肌梗死，如果是同时伴有原发性高血压病、糖尿病等，更容易发生心脑血管病意外。

3. 脂蛋白　血浆中的胆固醇和甘油三酯是脂溶性物质，不能溶于水，必须与另一种物质结合后溶解在血液中，这种结合物叫脂蛋白。可根据密度和电泳情况分为 5 类：乳糜微粒（CM）极低密度脂蛋白（VLDL）、中间密度脂蛋白（IDL）、低密度脂蛋白（LDL）、高密度脂蛋白（HDL）。低密度脂蛋白是引起动脉血管疾病的元凶，它可以使胆固醇附着在血管内壁，构成坚硬且厚密的物质即胆固醇斑块，发生动脉粥样硬化。高密度脂蛋白能帮助人体排除大量有害物质，防止胆固醇斑块的形成，预防动脉硬化的发生。

4. 载脂蛋白（Apo）　是一类能与血浆脂质（主要是胆固醇、甘油三酯和磷脂）结合的蛋白质，在血浆中担负着运转脂类物质的功能，是一种特殊的蛋白质。体内载脂蛋白有许多重要生理功能，它可作为配基与脂蛋白结合、激活多种脂蛋白代谢酶等。按载脂蛋白的组成分为ApoA、B、C、D、E，由于氨基酸组成的差异，每一型又可分若干亚型，目前已知道的载脂蛋白有二十余种。所有载脂蛋白均在肝内合成。

按其发病原因分为原发性高脂血症与继发性高脂血症

原发性高脂血症　是指非其他疾病所引起的，可能与先天遗传疾病或后天饮食习惯、生活方式及其他自然环境因素有关，属遗传性脂代谢疾病。如家族性高胆固醇血症、单纯性肥胖等。

继发性高脂血症　是指某些全身性疾病或药物所引起的血浆胆固

醇或/和甘油三酯水平升高，伴或不伴血浆高密度脂蛋白浓度降低。有很多疾病均可引起血浆脂蛋白代谢紊乱，临床我们常见于控制不良的糖尿病、甲状腺功能减退、饮酒、肾病综合征、透析、肾移植、胆道阻塞、口服避孕药等。

所以对于每一位高脂血症患者，都应测定空腹血糖、甲状腺功能和肾功能，先排除这 3 类疾病。此外，还有许多药物也可影响血浆脂蛋白代谢，其中以抗高血压药的影响最大。

根据血脂谱的变化，高脂蛋白血症有 5 型

Ⅰ型高脂蛋白血症　主要是血浆中乳糜微粒浓度增加所致。血浆外观呈"奶油样"顶层，下层澄清。测定血脂主要是甘油三酯升高，而胆固醇则可正常或轻度增加。临床上较为罕见。治疗采取限制脂肪摄入量，每日应少于25g，药物治疗多数无效。

Ⅱa 型高脂蛋白血症　单纯性的血浆低密度脂蛋白水平升高，血脂测定只有胆固醇水平升高，甘油三酯水平正常，此型在临床上较常见，治疗药物可选用他汀类或贝特类药物。

Ⅱb 型高脂蛋白血症　血浆中极低密度脂蛋白和低密度脂蛋白水平均有增加。血浆外观澄清或轻微混浊。测定血脂则胆固醇和甘油三酯水平均增加，临床上最常见。治疗同Ⅱa型，应减轻体重、消除肥胖。

Ⅲ型高脂蛋白血症　又称为家族性异常 β –脂蛋白血症，血浆中间密度脂蛋白增加。血浆外观混浊。可见模糊的奶油状物质，血浆中胆固醇和甘油三酯浓度均明显升高，临床上很少见。治疗同Ⅱa型，可用氯贝丁酯（安妥明）或烟酸治疗。

Ⅳ型高脂蛋白血症　又称为内源性高脂血症，血浆中极低密度脂蛋白水平增加。血浆甘油三酯升高，其血浆外观可以澄清也可呈混浊状，一般无奶油状物质，而胆固醇正常或偏高。常伴有糖耐量降低和高胰岛素血症，治疗以低热量、低碳水化合物饮食，并减轻体重，可

采用氯贝丁酯、烟酸和诺衡治疗。

V型高脂蛋白血症　又称混合性高脂血症，血浆中乳糜微粒和极低密度脂蛋白水平均升高。血浆外观有"奶油样"顶层，下层混浊。血浆甘油三酯和胆固醇水升高，但以甘油三酯升高为主。治疗以低脂低碳水化合物饮食，药物治疗同IV型。

血脂异常的诊断依据，主要是根据血脂测定结果，因各医院检查方法不同，所以其正常值不同，请参考其正常值。

高脂血症诊断标准

	升高		边缘升高		高峰时间（h）	
	mmol/L	mmol/L	mmol/L	mmol/L	mmol/L	mmol/L
胆固醇血症	>5.72	>220	5.23~5.69	201~219	<5.20	<200
甘油三酯血症	>1.70	>150			<1.70	<150
密度脂蛋白血症	>3.64	>140	3.15~3.61	121~139	<3.12	<120

高脂血症是如何发生的

与年龄有关　20岁以后随着年龄增长高密度脂蛋白相对恒定，而胆固醇和低密度脂蛋白呈稳定上升，40岁胆固醇、甘油三酯和低密度脂蛋白升高更加明显，60岁开始高密度脂蛋白出现下降，而低密度脂蛋白却升高。这主要由于机体分解代谢减低，表现为机体低密度脂蛋白受体活性下调，导致肝脏及周围组织胆固醇储量随着年龄的增长而增加，但是这种变化是可逆的，如减少胆固醇的摄入量或使用降脂药物可使血浆中低密度脂蛋白水平降低。75岁以上的老人，血浆中胆固醇的升高与心脑血管病危险发生有直接关系。

与性别有关

（1）成年女性在40岁之前，胆固醇水平低于男性，到了绝经期50岁以后，胆固醇逐渐升高，常可超过男性，急性心肌梗死的发生率要比男性增加2～3倍。女性长期口服避孕药的也可使甘油三酯上升，血浆中甘油三酯增多，常是50岁以上妇女患心血管疾病的独立的危险因素。另外高密度脂蛋白具有预防动脉粥样硬化、保护心血管作用。女性绝经期开始后血浆中高密度脂蛋白水平开始下降，当血浆中高密度脂蛋白下降0.26mmol / L时，可使心血管疾病的危险性增加4.2%。

（2）35岁以后男性的全身新陈代谢速度放慢，甜食、含热量较多食物易转化成脂肪堆积在腹部，另外这一年龄的男人干事业、交朋友、好娱乐、多饮酒常导致血压增高，血液中胆固醇含量也随着年龄的增长而升高，阻塞血管的低密度脂类物质也不断增加，而有助于废物排除的高密度脂蛋白却在减少。

与膳食有关

食用高脂肪、高胆固醇食物，特别是动物脂肪摄入，能够促进胆汁分泌，提高胆固醇、甘油三酯的合成速率，使其在血浆中水平升高。普通膳食中饱和脂肪酸，如肉、蛋、乳制品等食品，常伴有高胆固醇含量，使胆固醇合成增加；不饱和脂肪如奶酪、动物内脏等都是高热量营养素，摄入过多可影响血浆胆固醇和脂蛋白的水平，导致超重、肥胖。

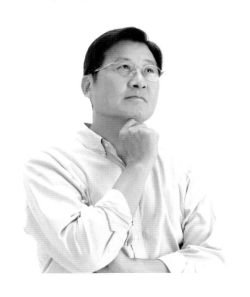

与家族性有关　家族性血脂代谢异常，常是染色体遗传性疾病，表现为：

（1）家族性高胆固醇血症　是一种常染色体显性遗传病，使血浆总胆固醇水平升高，高于正常的2～3倍，低密度脂蛋白也升高。临床上常有多部位黄色瘤，以跟腱及手伸肌腱最常见，30～40岁便出现冠心病，其中23%男性在50岁之前死于冠心病，女性要比男性晚10年。

（2）家族性混合型高脂血症　是常染色体显性遗传病。临床表现为血浆胆固醇和甘油三酯均升高，黄色瘤少见，早发性冠心病家族史多见，在60岁以下发生心肌梗死的阳性家族史，40岁以上原因不明的缺血性脑卒中患者中，此型血脂异常最常见，血浆中载脂蛋白B水平升高，低密度脂蛋白降低。

（3）家族异常β-脂蛋白血症　也称Ⅲ型高脂蛋白血症。临床表现在手掌面皱褶处出现黄色脂质沉着，也可位于肘、膝、指关节处呈结节状。动脉粥样硬化病变常发生在下肢周围血管。40岁时有近1/3患者可确诊为冠心病。常伴有血浆、尿酸水平升高，但无症状。可出现糖耐量异常，但很少发生糖尿病。

与已知的一些疾病有关

（1）与糖尿病有关　糖尿病（DM）尤其是非胰岛素依赖型糖尿病（NIDDM）2型糖尿病患者常伴有高脂血症。如血糖控制不佳，由于胰岛素的分泌不足，促使肝脏生成极低密度脂蛋白增加，使极低密度脂蛋白清除减少，因而出现高甘油三酯血症和高胆固醇血症。糖尿病酮症者甚至可出现乳糜微粒血症。另外糖尿病的并发症又可加重血浆甘油三酯、极低密度脂蛋白、低密度脂蛋白水平升高及高密度脂蛋白降低。

（2）与甲状腺疾病有关　甲状腺激素是调节正常生命活动的重要激素。甲状腺功能减低时常伴随脂蛋白代谢异常。当血浆中甲状腺激素含量不足时，肝脏中胆固醇合成增加。另外，许多甲状腺功能减低的患者常伴有体重增加，导致血中胆固醇水平增加。超出正常范围，肥胖又可直接影响血浆脂蛋白代谢加重，血脂异常、病情较重的患者常有血浆甘油三酯水平升高。

（3）与肾脏疾病有关　肾脏疾病常可引起体内部分调节因素的失调，导致明显的脂质代谢紊乱。

1）肾病综合征　主要表现血浆胆固醇浓度升高，甚至在疾病缓解期血浆脂蛋白异常可持续存在。

2）慢性肾衰竭　在慢性肾衰竭患者中常见高甘油三酯血症，血浆极低密度脂蛋白和中间密度脂蛋白增加。高密度脂蛋白水平总是降低。这种血浆脂蛋白代谢紊乱不仅发生在慢性肾衰竭的终末期，而且在肾小球滤过率降至正常的50%时就已经出现。

3）急性肾衰竭　病发时血浆脂质代谢发生紊乱，常在患病 4 天内出现，主要表现为血浆甘油三酯水平升高，总胆固醇水平正常甚至降低，而高密度脂蛋白水平则降低。

4）其他　肾脏移植术后、持续性血液透析和腹膜透析患者的血浆脂蛋白代谢可出现严重的紊乱，表现为高脂血症。糖尿病性肾病及高血压性肾病亦常并存高脂血症。

与某些药物有关

（1）利尿剂　以噻嗪类升高胆固醇的作用最明显，如双氢克尿噻，它可使血浆总胆固醇和甘油三酯水平升高，低密度脂蛋白升高。但短期服用利尿剂者，对血浆高密度脂蛋白的影响较轻微。

（2）β-受体阻滞剂　如阿替洛尔，虽然对血浆总胆固醇和低密度脂蛋白一般无明显影响，但可使血浆甘油三酯升高，使血浆高密度脂蛋白水平降低。如原有血浆甘油三酯水平较高的患者服用β-受体阻滞剂后，甘油三酯水平升高的程度更为明显。

（3）α-受体阻滞剂　如哌唑嗪，降低血浆总胆固醇和低密度脂蛋白，同时还可降低血浆甘油三酯水平和升高高密度脂蛋白。血管紧张素转换酶抑制剂如依那普利，可使血浆胆固醇及血浆甘油三酯水平下降。而钙离子拮抗剂对血浆脂蛋白的代谢无多大影响。

（4）糖皮质激素与促肾上腺皮质激素　如地塞米松、泼尼松这两种药物在短期应用对血脂水平无影响。但大量长期应用时，可使皮下脂肪中的脂酶活性增加，因而造成皮下脂肪分解增加，使血浆胆固醇和甘油三酯水平升高。

（5）抗精神病药　如苯妥英钠、氯丙嗪也会不同程度地使血脂水平升高，促进肝脏合成胆固醇增加。

与生活方式有关

（1）饮酒　长期饮酒可引起高甘油三酯血症。酒精可增加体内脂质的合成率，减少氧化脂肪酸的比例，增加酯化脂肪酸的比例。此外，酒精还可降低脂蛋白酯酶的活性，而使甘油三酯分解代谢减慢。

（2）吸烟　增加血浆甘油三酯水平。吸烟可使血浆甘油三酯水平升高9.1%。

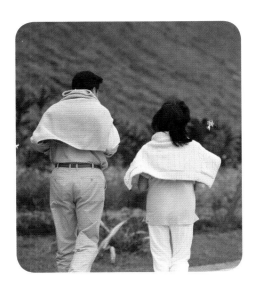

（3）体育锻炼　体重每增加1kg可使人体血胆固醇升高0.65mmol／L（25mg／dL）。同时肥胖使全身的胆固醇合成增加。习惯于静坐的人血浆甘油三酯浓度比坚持体育锻炼者要高。锻炼可增高脂蛋白脂酶活性，高密度脂蛋白增加，降低胆固醇及甘油三酯。长期坚持锻炼，还可使外源性甘油三酯从血浆中清除出去。

高脂血症的危害

引发冠心病 血中胆固醇及低密度脂蛋白的升高常与冠心病发病呈正相关。当胆固醇水平 > 6.5mmol / L时，冠心病的危险性加倍。

载脂蛋白A（ApoA）是一种辅因子，具有防止动脉粥样硬化及防止周围组织胆固醇沉着的作用。载脂蛋白B（ApoB），在动脉粥样硬化的形成中起着极为重要的作用。载脂蛋白C（ApoC）是脂蛋白脂肪酶激活剂，它的缺乏可导致高乳糜血症。

引发动脉硬化 脂质在血管内皮沉积引起动脉粥样硬化。血浆甘油三酯过多，易出现凝血倾向，进一步促使动脉硬化的形成与发展。

诱发急性心肌梗死 诱发急性心肌梗死发生，尤其在冠状动脉架桥术后的移植血管更易发生阻塞，加重缺血心肌并引起严重的心律失常。

引发脑血管动脉粥样硬化 脑血管动脉粥样硬化的发展程度要比冠状动脉晚10年，脑血管动脉粥样硬化的发生与血浆胆固醇、低密度脂蛋白、高密度脂蛋白、中间密度脂蛋白和极低密度脂蛋白有关。高密度脂蛋白对动脉壁有保护作用，而低密度脂蛋白、极低密度脂蛋白升高常是脑血管动脉粥样硬化的危险因素。

引发脑血栓的形成 脑血栓的形成及脑血管病后遗症的发生，与血清胆固醇升高、甘油三酯及载脂蛋白B（ApoB）增高、高密度脂蛋白水平低下有关。

引发脑出血 脑出血与血浆中胆固醇升高呈负相关，即低胆固醇易发生脑出血，可能是因为同时合并有蛋白质营养不足，导致动脉管壁脆弱，易坏死，导致脑小动脉在血压较高时破裂、出血。

引发脑卒中 胆固醇增高常导致颅外动脉、颈动脉、基底动脉粥样硬化，甘油三酯增高导致颅内小动脉硬化，易发生脑卒中或心肌梗死，在发生脑卒中或心肌梗死后血脂常会出现暂时性下降。

如何及早发现高脂血症

血脂的异常常是在进行血液生化检验（测定血胆固醇和甘油三酯）时被发现的。另外，有少数病人可出现黄色瘤，表现为皮肤上出现质地柔软的黄色、棕红或橘黄色的结节、斑块或丘疹状的隆起。

哪些人应该接受血脂检查

每个人都应该定期进行全身系统体检，了解自己的健康情况，以下人员应作为接受血脂检查的重点对象：

1. 已有冠心病、脑血管病或周围动脉粥样硬化病者。

2. 患高血压、糖尿病、肥胖症以及长期吸烟、饮酒者。

3. 有冠心病或动脉粥样硬化病家族史者。

4. 有黄色瘤（皮肤上黄色、棕红色或橘黄色的结节、斑块或丘疹，质地柔软）者。

5. 有家族性高脂血症者。

如果有条件，所有成年人每1～2年应该检查1次血脂。

高脂血症的身体表现

黄色瘤　异常的局限性皮肤隆凸起，其颜色可为黄色、橘黄色或棕红色，多呈结节、斑块或丘疹形状，质地一般柔软。主要是由于真皮内集聚了吞噬脂质的巨噬细胞（泡沫细胞）又名黄色瘤细胞所致。根据黄色瘤的形态、发生部位，一般可分为下列6种：

（1）肌腱黄色瘤　发生在肌腱部位，常见于跟腱、手或足背伸侧肌腱、膝部股直肌和肩三角肌腱等处。为圆或卵圆形质硬皮下结节，与其上皮肤粘连，边界清楚。这种黄色瘤常是家族性高胆固醇血症特征性的表现。

（2）掌皱纹黄色瘤　是一种发生在手掌部的线条状扁平黄色瘤，呈橘黄色轻度凸起，分布于手掌及手指间皱褶处。此种黄色瘤对诊断家族性异常β-脂蛋白血症有一定的价值。

（3）结节性黄色瘤　发展缓慢，好发于身体的伸侧，如肘、膝、指节伸处以及髋、踝、臀等部位。为圆形结节，其大小不一，边界清楚。早期质地较柔软，后期由于损害纤维化，质地变硬。主要见于家族性异常β-脂蛋白血症或家族性高胆固醇血症。

（4）结节疹性黄色瘤　好发于肘部四肢伸侧和臀部，皮肤在短期内成批出现结节状、疹状黄色瘤。瘤的皮肤呈橘黄色，并伴有炎性基底。这种黄色瘤主要见于家族性异常β-脂蛋白血症或家族性胆固醇血症。

（5）疹性黄色瘤　表现为针头或火柴头大小丘疹，橘黄或棕黄色伴有炎性基底。有时口腔黏膜也可受累。主要见于高甘油三酯血症。

（6）扁平黄色瘤　见于睑周，是较为常见的一种黄色瘤。表现为眼睑周围处发生橘黄色略高出皮面的扁平丘疹状或片状瘤，边界清楚，质地柔软。也可波及面、颈、躯干和肢体，为扁平淡黄色或棕黄色丘疹，几毫米至数厘米大小，边界清楚，表面平滑。此种黄色瘤见各种高脂血症，但也可见于血脂正常者。

上述不同形态的黄色瘤可见于不同类型的高脂血症，而在同一类型的高脂血症者又可出现多种形态的黄色瘤。

角膜弓和高脂血症眼底改变　角膜弓又称老年环，若在40岁以下人出现，多伴有高脂血症，以家族性高胆固醇血症为多见。高脂血症眼底改变是由于富含甘油三酯的大颗粒脂蛋白沉积在眼底小动脉上引起光散射所致，常是严重的高甘油三酯血症并伴有乳糜微粒血症的特征表现。

关节炎　严重的高胆固醇血症尤其是纯合子家族性高胆固醇血症可出现游走性多关节炎，较为罕见，且关节炎多为自限性。

急性胰腺炎　明显的高甘油三酯血症可引起急性胰腺炎。

高脂血症的诊断主要是依据实验室检查

高脂血症通常主要是通过血液生化检查发现，常规检查血浆（清）总胆固醇（TC）和甘油三酯（TG）、高密度脂蛋白（HDL-C)、低密度脂蛋白（LDL-C）水平。

高胆固醇血症　血浆总胆固醇浓度大于5.72mmol／L（220mg／dL）。

高甘油三酯血症　血浆甘油三酯浓度大于1.70mmol／L（150mg／dL）。

低高密度脂蛋白血症　血浆高密度脂蛋白低于0.91mmol／L（35mg／dL）。

临床意义

胆固醇升高　见于胆道梗阻、肾病综合征、慢性肾小球肾炎、淀粉样变性、动脉粥样硬化、高血压、糖尿病、甲状腺功能减退、传染性肝炎、门脉性肝硬化、某些慢性胰腺炎、自发性高胆固醇血症、家族性高脂蛋白血症、老年性白内障及牛皮癣等。胆固醇减少见于严重贫血、急性感染、甲状腺功能亢进、脂肪痢、肺结核、先天性血清脂蛋白缺乏及营养不良。

甘油三酯升高　见于高脂血症、动脉粥样硬化、冠心病、糖尿病、肾病综合征、胆道梗阻、甲状腺功能减退、急性胰腺炎、糖原累积症、原发性甘油三酯增多症。

高密度脂蛋白减少 提示易患冠心病。

低密度脂蛋白升高 提示易患动脉粥样硬化、冠心病、脑血管病。

载脂蛋白减少或升高 载脂蛋白A（ApoA）、载脂蛋白B（ApoB）可用于心脑血管风险度的估计，载脂蛋白A减少和载脂蛋白B升高在心脑血管病最为明显，也可见于高脂蛋白血症和其他异常脂蛋白血症。

患了高脂血症怎么办

如果您是20岁以上成人至少每5年测一次。如有冠心病、糖尿病、原发性高血压病、肥胖症等，甚至要3～6个月测一次。如果您是40岁以上的男性或绝经期后的女性或是患有其他疾病的患者，则需要定期做血脂检查。采血应在空腹12～14小时后。一般要求病人在采血前一天晚9点钟开始禁食，于次日早上9～10点钟采取静脉血。另外还应注意受试者的饮酒情况，因为饮酒能明显升高血浆中甘油三酯及高密度脂蛋白浓度。血脂的变化常与季节变化、月经周期及伴发的疾病等原因有关。

在判断是否存在高脂血症或决定防治措施之前，至少应有两次血标本检查的记录。

判断血脂水平及类型

血脂测定项目一般采用总胆固醇（TC）、甘油三酯（TG）、高密度脂蛋白（HDL-C）及低密度脂蛋白（LDL-C）4项。检查结果会告诉你，是高胆固醇血症、高甘油三酯血症，还是混合型高脂血症。医生会根据临床上是否已有冠心病或其他部位动脉粥样硬化性疾病及有无危险因素，结合血脂水平，全面评价。还要进行其他系统检查，分清是原发性还是继发性高脂血症，如果是其他疾病引起继发性高脂血症，在治疗高脂血同时着重治疗其原发病。医生会根据情况决定是否需要药物治疗，怎样选择药物。

高脂血症须注意

调整饮食结构　　影响血清总胆固醇的升高的主要营养成分是饱和脂肪酸及膳食胆固醇，以及因膳食热量的摄入与消耗不平衡而导致的超重和肥胖。因此膳食治疗主要是降低饱和脂肪酸和胆固醇的摄入量，控制总热量，可以增加体力活动来达到热量平衡，同时还应减少食盐摄入量。这是治疗血清胆固醇升高的第一步，同时也要贯穿在降脂治疗（包括药物治疗）的全过程。

调节饮食结构的原则：限制摄入富含脂肪、胆固醇的食物，选用低脂食物（植物油、酸牛奶），增加维生素、纤维（水果、蔬菜、面包和谷类食物）含量。

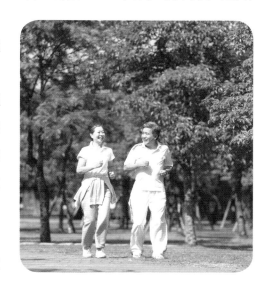

血清总胆固醇每增加0.6mmol／L（23mg／dL），冠心病发病的相对危险增加34%。调节饮食结构是治疗高脂血症、预防冠心病发生的重要措施之一。

改善生活方式

（1）减肥　肥胖就是脂肪过

剩，也是动脉粥样硬化的外在标志，有效减肥可以改善血脂异常。

（2）戒烟　烟草中的尼古丁、一氧化碳易加重动脉粥样硬化的发生和发展，戒烟有百利而无一害。

（3）戒酒　酒对人体少饮有利，多饮有害。酒的热量高，多喝可加重肥胖。

（4）有氧运动　可增强人体健康，减少疾病的发生。可增强肺活量，控制高血压 [可降低收缩血压约1.3kPa（10mmHg）] ，消耗过多的脂肪，防止动脉硬化。多次的中小强度运动，如跑步、步行、登山、跳绳等，训练者可以根据自身情况和兴趣来选择。

调整心态　心理健康，乐观豁达，是身体保持健康状态的重要方面。

高脂血症可以预防吗

高脂血症患者的病因很多，甚至医学专家也不能完全解释明白。主要有 3 个方面的因素：①遗传因素；②饮食因素；③内分泌或代谢因素。但是不论哪种因素引起的人体血脂增高，都应该及早控制。易发生高脂血症的高危人群更应注意以下几方面，多数是能够把血脂控制在一个理想范围内的，故高脂血症是可以预防的。

限制热量供应量　多数的血脂异常患者都是与饮食不当有密切联系的。饮食中的热量过多会引起血脂升高。人们的日常饮食除了保证人体的正常生理功能外，大部分会转变成热能消耗。人每天摄取量与消耗量应保持平衡，如热量供过于求则会储存起来。而热量的主要储存形式就是人体的脂肪。如一个人的食物中含糖量过多，除了人体利用外，合成糖原后还有剩余，可通过影响胰岛素分泌等多种因素，加速肝脏极低密度脂蛋白的合成，使人体的代谢向着脂肪合成的方向进行，这样就会引起高甘油三酯血症。

减少饮食中动物脂肪和胆固醇的摄入量　如果直接摄入过多的脂肪和胆固醇，尤其是饮食中动物脂肪和胆固醇摄入量过多，会直接引起血脂的升高。这是因为动物的脂肪酸和胆固醇成分和人类相接近，更容易被人体消化吸收利用。

多吃蔬菜和水果　人人都应该多吃蔬菜和水果，尤其是血脂高的人群，蔬菜和水果中含有丰富的维生素及大量的纤维素，极少量甘油、脂肪酸，可降低血液中胆固醇含量。

维生素C可促进胆固醇降解、转为胆汁酸，从而降低血清总胆固醇水平；同时，增加脂蛋白脂酶的活性，加速血清极低密度脂蛋白及甘油三酯降解，从而降低血清甘油三酯（TG）水平。最重要的是维生素C又是一种重要的生理性抗氧化剂，可减少动脉粥样硬化（CHD）的形成。维生素E可延缓动脉粥样硬化病变的形成；维生素E影响并参与胆固醇分解代谢酶的活性，有利于胆固醇的转运与排泄。蔬菜水果中的纤维素、各种微量元素，对于降低血脂水平是有益的。

增加运动和体力活动　运动和体力活动可以使高脂血症患者血清低密度脂蛋白和极低密度脂蛋白以及甘油三酯水平明显下降，并可以有效地提高血清高密度脂蛋白水平。因此，对于大多数由于饮食因素所致的高脂血症患者，采取适当的饮食措施，结合长期规则的体育锻炼和维持理想的体重，高脂血症是可以治愈的。

积极治疗原发疾病　对于某些由于内分泌或代谢因素所致的血脂异常，如甲状腺功能减退所引起的高脂血症，积极治疗原发疾病并配合降血脂药物，可以纠正脂质代谢紊乱，预防血脂的升高。

高脂血症预防应从儿童时期开始。因为很多容易引起血脂升高的不良生活习惯多是在儿童时期养成的。在饮食上儿童应避免过食、偏食，少吃冰激凌、巧克力、甜食及其他高脂肪、高能量、高胆固醇的食物。对血脂增高的饮食防治原则，应掌握"五低"，即热量低、总脂肪量低、饱和脂肪酸低、胆固醇低和食盐量低。在生活中，注意适当的体力锻炼，良好的作息制度。对于一些易引起血脂升高的内分泌和代谢性疾病也要尽量在早期发现。

Part 2
高脂血症的用药常识

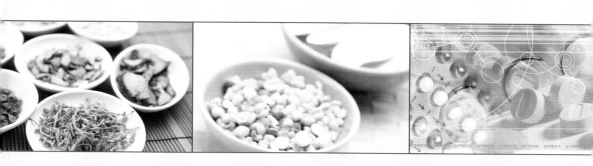

　　高脂血症的控制一般需要很长时间甚至终身进行，它涉及很多专业知识，须专科医生做出严格的临床分析，谨慎的药物选择，制订详细的治疗方案，并随时根据血脂变化情况而调整用药。

高脂血症患者须在专科
医生指导下用药

高脂血症的控制一般需要很长时间甚至终身进行，所需费用不菲，而且目前所有降脂药物均有一定不良反应，因此，首先强调非药物治疗，尤其是饮食治疗的必要性，这是高脂血症治疗的首选及基本措施。因此在临床上，一般在采取药物干预之前，医生会制订3～6个月严格的饮食控制方案，再根据饮食控制后的血脂水平决定是否要做药物治疗，以及应用何种药物。临床一般只有低密度脂蛋白严重升高超过5.72mmol／L（220mg／dL）才直接选择药物治疗。

对于原有严重的冠心病或者有较多严重危险因素的患者，药物治疗对他们的健康最有益，起效最快。用药降血脂具有一定意义的是那些处于发生冠心病高度危险状态，例如患有动脉粥样硬化，并且伴有多种危险因素或胆固醇明显升高的人。而对于中度胆固醇升高又无其他危险因素的患者用药意义不大。

对于妇女，根据患者的绝经期和其他危险因素，综合考虑用药，绝经前一般冠心病发病率低，可用非药物方法防治，如果有严重危险因素的高脂血症者应考虑药物防治。对于绝经期后妇女高脂血症发生机会增多，冠心病危险性也增高，故应积极治疗，除一般常用药物外，还可考虑雌激素替代疗法。对于老年人，用药要慎重，降血脂的同时注意观察患者本身身体情况，调整用药的剂量。

肝脏功能不好、活动性肝炎、怀孕或哺乳期妇女等多种情况是不能随便用药的。

高脂血症患者必须在专科医生的指导下用药。它涉及很多专业知识，须专科医生做出严格的临床分析，谨慎地药物选择，制订详细的治疗方案，并随时根据血脂变化情况而调整用药。

如何制订合理的用药方案

对于高脂血症经过严格饮食控制3~6个月后，血脂水平仍明显偏高者，特别对于中、老年人和有其他危险因素（如糖尿病、原发性高血压病和有心血管疾病家族史等）存在者，必须接受药物治疗时，经专科医生在综合分析病史后选择使用降脂药。一般根据个人的年龄、性别、血压、血糖、生活习惯、各种慢性疾病、血脂类型、药物特点、遗传因素等所有的个体情况因人而制订。

根据高脂血类型选择用药　以降低血总胆固醇和低密度脂蛋白为主者首选他汀类，如辛伐他汀、普伐他汀和氟伐他汀等，他汀类可使血总胆固醇降低25%~35%，低密度脂蛋白减少30%~40%，但对降低甘油三酯和升高高密度脂蛋白的疗效略差；降低甘油三酯为主者以贝特类为代表，如非诺贝特和诺衡等，贝特类可降低甘油三酯30%~40%，高密度脂蛋白上升20%~30%，是高甘油三酯血症的首选药物。如治疗混合性高脂血症，即同时有血总胆固醇和甘油三酯升高的患者，就需要他汀类和贝特类药物联合应用。

根据患者的血脂变化程度制订用药方案　患者血脂升高程度不相同及个人原发病情况不同选择不同用药方案，首选饮食疗法和合理运动等，如能把血脂控制在正常水平最佳。如不能达到满意效果，采用药物治疗，有的人用药后血脂下降得比较明显，而有的人就表现比较顽固。所以治疗方案也是根据血脂变化程度

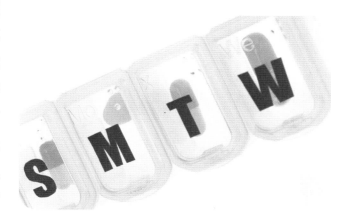

调整。这就需要复查血脂，再由医生调整用药。

根据患者是否有急慢性并发症制订用药方案　高脂血症患者常并发的各种急慢性并发症，这是控制血脂用药的一个难题，不同的并发症，如高血压、高血糖、甲状腺疾病、肾病患者等都要分别对待。

根据患者经济承受能力制订用药方案　患者的经济条件不同，可以有选择地制订用药方案。一般来说，经济条件好的患者，对进口药、新药，在价格上都可以接受。这类药临床应用实践的时间比较长，科研开发相对国产药要好，各方面的质量也较可靠，在血脂异常早期就可以使用，并可与各种有降脂作用的保健品同时配合使用。对于经济承受能力一般的患者，要考虑用药更有效益，以预防、解决比较严重的并发症为目的，国产的降脂药，效果也同样可以达到降脂目的，并且经济实惠。

根据不同药物的各自特点制订用药方案　不同的药物有不同的适应证，降血脂药类型不同，不良反应也不同，有的降脂药会对肾脏有损害，原有肾病的患者就不能选用；有的药物容易诱发胆结石，原有胆道系统疾病的高脂血症患者就不宜选用。

降脂药的种类及作用原理

他汀类药物　又称羟甲基戊二酸单酰辅酶A还原酶抑制剂，常用的有普伐他汀、辛伐他汀、洛伐他汀、氟伐他汀、阿伐他汀、瑞舒伐他汀等，是20世纪80年代后期崛起的一类降血脂药物。

作用原理：这些药物通过抑制胆固醇生物合成的限速酶，减少细胞内游离胆固醇，反馈性上调细胞表面低密度脂蛋白受体的表达，加速了循环中极低密度脂蛋白残粒和低密度脂蛋白的清除，降低总胆固醇、低密度脂蛋白的血浆浓度。同时也中度提高高密度脂蛋白和降低甘油三酯血浆浓度。主要适用于高胆固醇血症，对轻、中度高甘油三酯血症也有疗效。

贝特类药物　又称氯贝丁酯类和苯氧乙酸类和纤维酸类，常用的有氯贝丁酯、苯扎贝特、非诺贝特、吉非贝齐等。

作用原理：这类药物增加脂蛋白活力，使富含甘油三酯的脂蛋白分解代谢加速。主要适用于高甘油三酯血症或以甘油三酯升高为主的混合型高脂血症。

烟酸及烟酸衍生物类药物　属B族维生素，有烟酸、阿昔莫司等。烟酸毒性和不良反应很大，原为二类药物已被降为三类药物。而阿昔莫司，其结构和作用与烟酸类似，但无烟酸的不良反应，而降脂作用比烟酸强20倍。

作用原理：这类药物可能与抑制脂肪组织的分解和减少肝脏极低密度脂蛋白合成和分泌有关，可降低胆固醇、甘油三酯、低密度脂蛋白。烟酸还可以升高高密度脂蛋白水平，机制不清。

胆酸螯合树脂类药物　又称胆酸隔置剂，有考来烯胺（消胆胺）、考来替泊、降胆灵、降胆葡胺等，为国外较早使用的降血脂药物，但是由于其较多的不良反应，在国内市场不多见。

作用原理：这类药物通过阻滞胆酸或胆固醇从肠道吸收，使其随粪便排出，使肝细胞内游离胆固醇含量减少。通过肝细胞自身调节机制加速血中低密度脂蛋白分解代谢降低胆固醇和低密度脂蛋白。仅适用于单纯高胆固醇血症。

鱼油制剂　Omeg a-3脂肪酸，有二十五碳五烯酸和二十二碳六烯酸。

作用原理：这类药物可能通过抑制肝合成极低密度脂蛋白起作用，有轻度降低甘油三酯和开高高密度脂蛋白作用，主要适用于轻度的高甘油三酯血症，对胆固醇和低密度脂蛋白无影响。

其他　包括不饱和脂肪酸类、多糖类、酶制剂类、普罗布（丙丁酚）、泛硫乙胺、中药制剂等。不饱和脂肪酸类药物有鱼油烯康、多烯康等，此类药物是90年代才开发的新型降血脂药物。多糖类药物有肝素、藻酸双酯钠、毛木耳多糖、降脂平、冠心舒、硫酸软骨素A等。酶制剂类药物有弹性酶、蝮蛇抗栓酶等。

如何选择针对性强的降脂药

一般临床进行治疗，不是过多强调高脂血症的病因与类别，而是按高脂血症简易分型中所分的不同类型进行选药。

高胆固醇（TC）患者选择药物　可根据患者血清胆固醇水平，选用不同的降胆固醇药物。

轻、中度高胆固醇血症（220～350mg / dL），可选用小剂量他汀类药物，包括血脂康，也可试用弹性酶、泛硫乙胺、烟酸、非诺贝特及吉非贝齐。

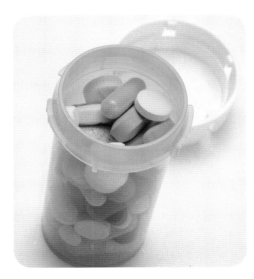

严重的（胆固醇 ≥ 350mg / dL）或难治的高胆固醇血症，如杂合子家族性高胆固醇血症及继发于肾病综合征的严重的高胆固醇血症，应选胆酸螯合剂、他汀类药物（包括血脂康）或这两类药联用；非继发于糖尿病者，也可用血脂康、烟酸，或烟酸与胆酸螯合剂联用。纯合子家族性高

胆固醇血症患者，可首选普罗布考。

高甘油三酯（TG）患者选择药物　可根据血清TG水平，选服非诺贝特、吉非贝齐、益多酯、阿昔莫司、苯扎贝特、烟酸或海鱼油制剂；继发于糖尿病的患者，可选阿昔莫司、非诺贝特及苯扎贝特。伴有血凝倾向增高、不稳定心绞痛及曾进行冠状动脉支架植入术的高甘油三酯血症患者，可选择非诺贝特及苯扎贝特等同时具有能减低血中纤维蛋白原含量及能增强机体抗凝血作用的药物。

混合型高脂血症患者选择药物　可选一些对胆固醇与甘油三酯都有作用的药剂，并应针对不同的病情，选用与之相应的药物。如以甘油三酯增高为主者，可按其增高的程度，轻者选用烟酸类药，重者选用他汀类等药；如以胆固醇增高为主者，则可选非诺贝特、吉非贝齐、益多酯和苯扎贝特等贝特类药物，也可选用血脂康、烟酸及阿昔莫司等制剂。继发于糖尿病的混合型高脂血症患者，一般以血清甘油三酯水平升高为主者较多见，可选兼有降低空腹血糖的阿昔莫司和苯扎贝特等药物。难治的严重高胆固醇血症或以胆固醇增多为主的混合型高脂血症患者，可将胆酸螯合剂与烟酸，或胆酸螯合剂与他汀类药物，包括血脂康等药联用。

如何减轻降脂药的不良反应

选择降脂药物要考虑多方面因素。除了涉及患者的病情、经济能力、认识程度外，尚要重视药物的不良反应。医生和患者应权衡利弊，尽量选用降脂作用强而不良反应较低的药物。

减轻降脂药物的不良反应应注意以下原则

1. 对于血脂增高患者，应分清主次、全面兼顾。在降低低密度脂蛋白水平的同时，兼顾降低甘油三酯和升高高密度脂蛋白水平。

2. 对有高危险因素（如冠心病、糖尿病等）患者，应积极地尽早药物治疗。

3. 药物治疗与非药物治疗相结合，调脂疗法与控制其他疾病的危险因素相结合。

4. 坚持长期、合理用药，定期复查血糖、肝功、心肌酶，对转氨酶升高3倍或有肌痛和心肌酶升高者，应考虑停药，对症状轻微者应再严密监督下维持治疗。

5. 因血脂合成酶类在晚上活跃，每日服 1 次降脂药者，最好在晚餐后服用。

6. 应使用经过循征、疗效肯定的药物，避免滥用保健品代替有效药物。

服用降脂药物后产生的不良反应可采取对症治疗

肌无力、肌痛　对伴有无法解释的弥漫性肌痛、肌肉触痛或肌无力以及肌酸磷酸激酶明显升高超过正常上限10倍的病人，应考虑肌病的可能，监测肌酶变化，及时停药。

面部潮红、皮肤瘙痒　多数在服药几天后逐渐自行减轻或消失。

肝肾功能损害　偶见肝、肾功能受损，血清转氨酶及碱性磷酸酶活性增高，甚至可见胆汁淤积性黄疸。出现这些反应时应及时停药，停药后可恢复。

增强华法林等抗凝药的作用　同时服用抗凝药时，应减少服用抗凝剂约30%。

体位性低血压　监测血压，服用降脂药时注意减少降压药剂量。

血糖异常　对于高脂血症并发糖尿病患者应注意调整降血糖药的剂量。

味差及便秘　味差可用调味剂矫正，多进食纤维素可缓解便秘。

胃肠道症状　常见食欲缺乏、恶心和胃部不适等，通常为时短暂，不需停药。在饭后服药，用餐时少喝菜汤，服药时少饮水，都可减轻不良反应。

维生素缺乏症　可适当补充维生素A、维生素D、维生素K及钙和叶酸。

白内障　有条件者，应定期做眼科检查，如有明显异常，应及时减低剂量或停药。

妇女、儿童　孕妇、授乳期妇女及有生育可能的妇女、儿童忌用降脂药物。

老年人用药降血脂注意事项

受益原则　首先要有明确的用药适应证，要保证用药的受益大于药物带来的风险。即便有明确的降血脂的适应证，但用药带来的风险大于治疗的效果时，就不应给予药物治疗。并非所有的冠心病患者都适合进行降低胆固醇的治疗，70岁以上高龄的老年患者，慢性充血性心力衰竭、阿尔茨海默病、晚期脑血管疾病或活动性恶性肿瘤的患者，都不宜采取降脂治疗。

五种药物原则　老年人同时用任何药都不能超过五种。老年人因多病共存，常采用多种药物治疗，这不仅加重了患者经济负担，降低了依从性，而且导致耐药性的发生。所以，在高脂血与其他疾病并存时，治疗药物的应用就要着重加以选择。

小剂量原则　老年人除维生素、微量元素和消化酶类等药物可以用成年人剂量外，其他所有药物都应低于成年人剂量。因为老年人的肝、肾功能减退、白蛋白降低、脂肪组织增加，应用成年人剂量可出现较高的血药浓度，使药物效应和不良反应增加。

择时原则　择时原则是根据时间生物学和时间药理学的原理，选择最合适的用药时间进行治疗。最大限度发挥药物作用，尽可能降低不良反应。

暂停用药原则　老年人用药期间应注意密切观察，一旦发生任何新的症状，包括躯体、认识或情感方面的症状，应暂停用药。停药受益明显多于加药受益，所以暂停用药原则成为现代老年病学中最简单、最有效的干预措施。

如何选择既经济又有效的降脂药

调脂类药品的市场价格、质量，疗效参差不齐，对于大多数患者应选用既经济又有效的降脂药。一般来说，进口药物价格不菲，疗效确切，但国产仿制药品或中成药价格相对便宜，而且很多的国产降脂药的疗效几乎可以与进口药相媲美。如：

他汀类　此类药物主要通过抑制肝脏胆固醇的合成发挥降脂作用。主要有洛伐他汀胶囊、辛伐他汀片、阿伐他汀钙片。

贝特类　可通过一系列酶的变化抑制胆固醇的合成分泌，促进甘油三酯的分解使血中甘油三酯和胆固醇的浓度下降，同时升高高密度脂蛋白。主要有贝丁酸类，如吉非贝齐、非诺贝特或苯扎贝特。

烟酸类 属B族维生素，可有明显的调节血脂的作用。主要有烟酸肌醇酯片、乐脂平、阿昔莫司等。

不饱和脂肪酸类 在海洋鱼油中含量最丰富，具有抗动脉硬化的作用。主要有多烯酸乙酯胶囊、美通多烯康胶丸、脉乐康胶丸、脉通胶囊等。

中成药类 脂必妥片、血脂康胶囊属中成药，从红曲中提取，主要成分为他汀类。其他的还有东昂降脂灵片、绞股蓝总苷片、五福心脑康胶囊、月见草胶囊、降脂灵等。

需要了解的降脂新药、进口药

随着人们对高脂血症危害性的认识加深，各种降脂新药层出不穷，简述如下，患者可结合自己的病情及经济能力选择应用。

进口降脂新药

消胆胺（考来烯胺） 为阴离子交换树脂，口服后与肠道的胆酸结合，阻碍胆酸吸收入血，因而降低血胆固醇。用于治疗Ⅱa型高脂血症，高胆固醇血症。常用剂量是每次服粉剂4～5g，1日3次。

诺衡（吉非贝齐 美国） 氯贝丁酯类降血脂药物，它能降低VLDL的合成，促进VLDL分解而使甘油三酯减少。用于原发性和继发性高脂蛋白血症，糖尿病引起的血脂过高，血脂过高引起的黄色瘤以及冠心病等。口服1次0.3～0.6g，每日0.6～1.2g，分2次口服。

美降之（洛伐他汀 美国默沙东） 他汀类药物，具有抑制胆固醇合成的作用。用于治疗高胆固醇血症（Ⅱa 及 Ⅱb 型）和混合型高脂血症。常用剂量为每次20mg，每日 1 次，晚餐后服。

美百乐镇（普伐他汀钠 第一三共制药（上海）有限公司，日本）为他汀类药物，本药可逆性地抑制Hmg-CoA还原酶，从而抑制胆固醇的生物合成。适用于饮食限制仍不能控制的原发性高胆固醇血症（Ⅱa和Ⅱb 型）或合并有高甘油三酯血症患者。常用剂量为每次20mg，每日 1 次，晚餐时服。

立普妥（阿托伐他汀钙 美国辉瑞公司） 他汀类药物，可逆性地抑制Hmg-CoA还原酶，抑制胆固醇的合成，适用于原发性高胆固醇血症、混合性高脂血症（Ⅱa、Ⅱb型）、纯合子家族性高胆固醇血症治疗。常用剂量为每次10m g，每日 1 次，晚餐时服。

力之平（非诺贝特 法国利博福尼制药公司） 氯贝丁酸衍生物，可抑制极低密度脂蛋白和甘油三酯的生成并同时使其分解代谢增多，且能升高高密度脂蛋白。用于治疗成人饮食控制疗效不理想的高脂血症，其降甘油三酯的作用明显。成人常用量 1 次0.1g，每日 3 次，口服，维持量每次0.1g，每日1~2次。

拜斯亭（西立伐他汀 德国拜耳公司）第三代他汀类降脂药物，其降脂效力是其他同类产品的100~300倍，但与贝特类合用可发生致命的横纹肌溶解症，现已停用。

可定（瑞舒伐他汀钙 阿斯利康公司）他汀类药物，适用于经饮食控制和其他非药物治疗（如：运动治疗、减轻体重）仍不能适当控制血脂异常的原发性高胆固醇血症（Ⅱa型，包括杂合子家族性高胆固醇血症）或混合型血脂异常症（Ⅱb型）。本品也适用于纯合子家族性高胆固醇血症的患者。在治疗开始前，应给予患者标准的降胆固醇饮食控制，并在治疗期间保持饮食控制。本品的使用应遵循个体化原则，口服。本品常用起始剂量为5mg，1 日 1 次。对于那些需要更强效地降低低密度脂蛋白胆固醇（LDL-C）的患者可以考虑10mg每日 1 次作为起始剂量，该剂量能控制大多数患者的血脂水平。如有必要，可在治疗 4 周后调整剂量至高一级的剂量水平。本品每日最大剂量为20mg。

益适纯（依折麦布 新加坡）是胆固醇抑制吸收剂，适用于治疗原发性高胆固醇血症，纯合子家族性高胆固醇血症和纯合子谷甾醇血症(或植物甾醇血症）。剂量为每天一次，每次10mg，可单独服用或与他汀类联合应用。本品可在一天之内任何时间服用，可空腹或与食物同时服用。

国产降脂新药

来适可（氟伐他汀 北京诺华制药有限公司） 他汀类药物，主要通过抑制肝脏胆固醇的合成发挥降脂作用。用于杂合子家族及纯合子家族高胆固醇血症、原发性和非胰岛素依赖型糖尿病患者并发的高胆固醇血症。常用剂量 1 次20mg，每日 1 次，晚饭后口服。

普拉固片（普伐他汀片 中美上海施贵宝制药有限公司） 他汀类药物，可逆性抑Hmg-CoA还原酶的活性抑制低密度脂蛋白的生成。用于饮食限制仍不能控制的原发性高胆固醇血症（ Ⅱ a 和 Ⅱ b型）。成人开始剂量为10～20mg，每日 1 次，临睡前服用。

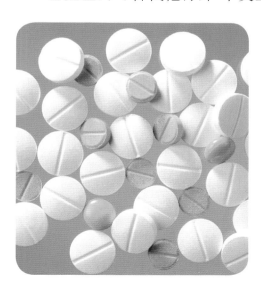

阿乐（阿伐他汀片 北京嘉林药业股份有限公司） 他汀类药物，主要通过抑制Hmg-CoA还原酶的活性而抑制低密度脂蛋白的

生成。用于治疗原发性高胆固醇血症和混合性高脂血症。开始剂量为10mg，1日1次，晚饭后服用。

洛特（洛伐他汀片 洛阳制药厂） 他汀类药物，合成胆固醇早期阶段的限速酶（Hmg-CoA还原酶）的抑制剂，是首选的调脂药。最常使用于治疗高胆固醇血症，尤其伴有低密度脂蛋白增高患者（Ⅱ型），混合型高脂血症也可用。也可用于肾病或糖尿病伴有高胆固醇血症患者。常用剂量每次20mg，每日1次，与晚餐同服。

瑞旨（瑞舒伐他汀钙胶囊 鲁南贝特制药有限公司） 他汀类药物，适用于经饮食控制和其他非药物治疗（如：运动治疗 减轻体重）仍不能适当控制血脂异常的原发性高胆固醇血症（Ⅱa型 包括杂合子家族性高胆固醇血症）或混合型血脂异常症（Ⅱb型）适用于纯合子家族性高胆固醇血症的患者作为饮食控制和其他降脂措施（如LDL去除疗法）的辅助治疗。起始剂量5 mg，1日1次。

藻酸双酯钠（开开援生制药股份有限公司） 酸性多糖类药物，是以藻酸为基础原料，除能改善微循环，抑制血栓形成，还有明显降低血脂的作用，应用后能使血浆中胆固醇、甘油三酯、低密度脂蛋白（LDL-C）、极低密度脂蛋白（VLDL）等迅速下降，同时又能升高血清高密度脂蛋白（HDL-C）的水平，能抑制动脉粥样硬化病变的发生和发展，主要用于缺血性脑血管病及心血管疾病如高血压、高脂蛋白血症、冠心病、心绞痛等疾病的防治。口服：1次50~100mg，每日2~3次。

匹伐他汀钙片（华润双鹤药业股份有限公司） 适用于治疗高胆固醇症、家族性高胆固醇症，成人每次1~2mg，每天1次，饭后口服。

辛伐他汀片（杭州默沙东制药有限公司） 适用于原发性高胆固醇血症包括杂合子家族性高胆固醇血症、高脂血症或混合性高脂血症的患者。当饮食控制及其他非药物治疗不理想时，推荐的起始剂量为每天20mg，晚间1次服用。

奥利司他胶囊（赛乐西）（重庆植恩药业有限公司）　脂肪酶抑制剂，能够抑制胃肠道中的脂肪酶活性，阻止食物中的脂肪水解为人体可吸收的游离脂肪酸和单酰基甘油，减少人体的热量摄入，从而轻松减肥适用于肥胖症患者和伴发危险因素（高血压、糖尿病和高脂血症）的超重患者。每次用餐时，或者餐后1小时内服1粒奥利司他。

多烯康胶丸（浓鱼油降脂丸 大连奥森制药厂）　本品为天然海洋鱼油制剂。可降低血清三酰甘油和总胆固醇，升高高密度脂蛋白胆固醇，抑制血小板聚集和延缓血栓形成，降低血液黏度，抗动脉粥样硬化。用于高脂血症的治疗，也适用于冠心病、脑血栓的防治。口服，1日3次，每次2～4粒，或遵医嘱。

国内研究开发和仿制的降血脂药物还有降脂灵、烟酸、益多脂、去脂舒、蝮蛇抗栓酶、非诺贝特、吉非贝齐、各种他汀类等，特别是近年研究不饱和脂肪酸类降血脂药物，推出了很多如鱼油烯康等新产品。

国内还研究开发了不少传统的中草药制剂，如血脂康、脂必妥、月见草制剂（月见草油胶丸、月见草E胶丸）、绞股蓝制剂（绞股蓝茶剂、冲剂、片剂）、山楂制剂（山楂精降脂片、山楂精降脂乐）等，对降低血脂都具有较高的疗效。

降脂西药联合应用原则及配伍禁忌

两种或两种以上的药物配合在一起使用，称为药物配伍。配伍后能达到预期的治疗目的，是合理的配伍。给治疗上带来不便或不良后果的药物配伍，称为配伍禁忌，治疗高脂血症有时需要几种药物的联合应用。联合用药时，除考虑经济问题外，更重要的是应警惕毒副作用的增强，应注意如下原则。

应尽量减少多种降脂药物联合应用 如胆固醇和甘油三酯均升高的病人，用药时应看以哪项升高为主。以胆固醇升高为主，就选用以降胆固醇为主的药物，如他汀类，这类药物除降低胆固醇外，也可中度降低甘油三酯。特别难治而又严重的高脂血症患者，应在医生指导下用药。

避免选择不良反应相加的药物合用 如他汀类药物和贝特类药物（利平脂等）均对肝脏有影响，可使转氨酶升高。如同时服用，可使肝脏损害加重，同时还增加发生肌病（横纹肌溶解）的危险性。所以应尽量避免不良反应相加的药物联合应用。

降脂药	西药类	配伍结果
氟伐他汀	免疫抑制剂、叶酸衍生物、烟酸、吉非贝齐等贝特类、红霉素	增加肌肉疾病发生的危险
辛伐他汀	环孢霉素、米贝地尔、伊曲康唑、酮康唑、红霉素、克拉霉素和抗抑郁药如奈法唑酮、纤维酸类衍生物或烟酸、香豆类抗凝剂	横纹肌溶解的危险性增高 提高抗凝剂的抗凝效果，应经常检查凝血酶原时间
烟酸类	降压药 吩噻嗪衍生物	可使降压药及吩噻嗪衍生物的作用加剧 使纤维蛋白酶失活 与肾上腺阻滞剂合用可引起体位性低血压

续表

降脂药	西药类	配伍结果
益多酯	抗凝药 免疫抑制剂如环孢素 有肾毒性的药物如氨基糖苷类抗生素	增强口服抗凝药的作用，与其同用时注意降低口服抗凝药的剂量 如与环孢素合用时，可增加其血药浓度和肾毒性 与其他有肾毒性的药物合用时增加肾毒性

降脂中药的配伍禁忌

    治疗高脂血症的中药没有明确的配伍禁忌，我们在选择中药配伍时要严格遵守十八反、十九畏，对十八反、十九畏作为配伍禁忌。历代医家虽然遵循者居多，但亦有持不同意见者。有人认为十八反、十九畏并非绝对禁忌，有的医药学家还认为相反药同用能相辅相成，产生较强的功效，倘若运用得当，可愈沉疴痼疾。总的来说，由于对十八反、十九畏的实验研究尚处在初期阶段，有待进一步深入研究，故凡属十八反、十九畏的药对，若无充分根据和应用经验，一般禁止使用。

    十八反　甘草反甘遂、大戟、海藻、芫花；乌头反贝母、栝楼、半夏、白蔹、白及；藜芦反人参、沙参、丹参、玄参、细辛、芍药。

十九畏　硫黄畏朴硝，水银畏砒霜，狼毒畏密陀僧，巴豆畏牵牛，丁香畏郁金，川乌、草乌畏犀角，牙硝畏三棱，官桂畏石脂，人参畏五灵脂。

妊娠禁忌药　指妇女在妊娠期禁忌使用的药物，禁用药包括：水银、砒霜、雄黄、轻粉、斑蝥、马钱子、蟾酥、川乌、草乌、黎芦、胆矾、栝楼、巴豆、甘遂、大戟、芫花、牵牛子、商陆、麝香、干漆、水蛭、虻虫、三棱、莪术。慎用药包括：牛膝、川芎、红花、桃仁、姜黄、牡丹皮、枳实、枳壳、大黄、番泻叶、芦荟、芒硝、附子、肉桂等。

上述配伍禁忌，只供用药时参考，不是绝对的。在使用降脂药的时候，可以参考以上总的原则，但是具体降脂药中各种中药成分之间的相互作用，在国内研究得还较少，也没有明确的说明，这些问题有待今后进一步研究。

与高脂血症有关疾病的中西药联合用药配伍忌用

中西药配伍合用是中西医结合的重要组成部分，也是现代医学研究中的一个正在探索和发展的重要课题。高脂血症常并发其他疾病，在治疗过程中，涉及中药和西药的联合应用，应注意互相配合，取长补短，但中西药也不能盲目合用。现将一些不宜合用的中西药物列举如下。

因药物代谢的作用不宜同服　含有乙醇的中成药如风湿骨痛药、国公酒等药酒，不宜与西药苯巴比妥、苯妥英钠、D860、降糖灵、胰岛素、华法林等同用。因为乙醇是一种药酶诱导剂，能使肝脏药酶活

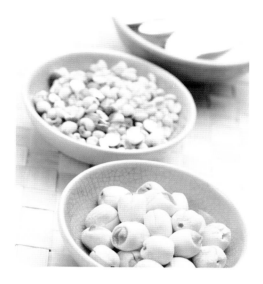

性增强，使上述西药代谢加速，半衰期缩短，药效下降。

因在胃肠道相互作用不宜同服 含朱砂（含Hg^{2+}）的中成药，如朱砂安神丸、健脑丸、梅花点舌丸、人丹、七珍丹、七厘散、紫雪丹、苏合香丸、冠心苏合丸等不宜与具有还原性西药，如溴化钾、溴化钠、碘化钾、碘化钠、硫酸亚铁、亚硝酸盐等同服。因为它们在胃肠道中可生成具有毒性的溴化汞或碘化汞沉淀物，引起赤痢样大便，导致药源性肠炎。

因药效学上相互作用不宜同服 含激素成分的中药主要有甘草、鹿茸、人参以及鹿茸片。

参茸丸、甘草浸膏片、脑灵素等均有糖皮质激素样作用，可使血糖升高（人参作用较弱），减弱降血糖药的疗效。故不宜与降血糖药，如胰岛素、优降糖、降糖灵、D860等合用。

因药物排泄方面相互作用不宜同服 中药乌梅、山萸肉、五味子及其中成药山楂丸、乌梅安蛔丸、五味子丸等含有机酸，不宜与磺胺类药物同用。因磺胺类抗菌药在酸性尿中易析出结晶，可引起结晶尿、血尿或尿闭等不良反应。

中药麻黄（包括麻黄素的中成药如半夏露、气管炎片、定喘丸、哮喘冲剂等） 药理作用与肾上腺素相似，不宜与抗肾上腺素能神经药，如利血平、胍乙啶、氯丙嗪等合用，因二者有拮抗作用；麻黄和氨茶碱均为平喘药，有松弛支气管平滑肌作用。但两者合用效果不如单一使用，而且毒性增加1～3倍，可引起恶心、呕吐、心动过速、心律失常等；麻黄及其制剂也不宜与洋地黄、地高辛等强心药配伍，因麻黄碱能兴奋心肌导致心率加快，故可增加对心脏的毒性。

如存在其他慢性病，应用不同的药物时一定要注意避免以上配伍禁忌。

如何选择有降脂作用的中药单方

单方是只有一两种中药组成的处方，它的特点是用药专一，药力集中，针对性较强，单方的选择需要根据单味中药的类别、性、味及归经、功能等灵活掌握。作为综合治疗剂中的单方，其选择常根据以下原则：

辨证论治 就单、偏、验方和单味草药的本身来说都分别具有不同的性、味和功能主治，要按中医理论辨别患者属虚证、实证或虚实夹杂证，即寒、热、虚实等分型加以选用。

对病用方 高脂血症患者临床上多与多种疾病合并出现，如合并冠心病、高血压病、肾病综合征、糖尿病、甲状腺功能减退等。在使用单方时除辨证使用单方外，还须针对其合并的疾病特点使用单方，以尽快减轻症状。

任何一个单方、偏方、验方都有它的局限性 所以切莫道听途说，乱用药物，轻率尝试单方验方，这个单方对别人有效，自己则未必有效，最好在医生的指导下选择合适的单方使用的剂量及应用时间的长短。

按中药药性分类

解表清热剂 柴胡、山豆根、决明子、金银花、菊花等可作为单方使用。

行气剂　如佛手、香附可作为单方使用。

消食剂　如山楂、莱菔子、谷芽、麦芽可作为单方使用。

泻下剂　如大黄可作为单方使用。

平肝熄风剂　如地龙、天麻、夏枯草可作为单方使用。

化痰祛湿剂　如茯苓、车前子、泽泻、薏苡仁、菖蒲根、刺五加可作为单方使用。

补益剂　如黄芪、白术、山药、当归、何首乌、玉竹等可作为单方使用。

活血祛瘀剂　如川芎、丹参、红花、益母草、三七可作为单方使用。

如何选择有降脂作用的中药复方

选择中药方剂，讲究的是理、法、方药，这是中医辨证论治的全部过程。辨证是根据其临床表现辨证其病因病机、病性病位。论治是辨证清楚后，确定其治疗方法，选用适宜的药物组成方剂。复方是由多个方剂组成的一个方剂，随症加减。在选择用药之前，首先将自己所患病症分类，从症状、体征上对症用药，选方才能达到满意的疗效。此外在选择中药复方时要注意药物搭配及中药配伍中的相反相畏，并可酌情加减。

高脂血症从中医角度分为若干型，根据其临床症状体征及其发病机制，多由于痰湿、瘀血所导致。脾为水谷精微运化之枢纽，脾为后天之本，亦为生痰之源，故脾与本病发生关系最为密切。目前认为高脂血症发病多为恣食肥腻，壅遏脾气，脾失健运，运化水谷水湿不利，痰浊内生，痰阻脉道，血运不畅，可致血瘀，痰浊（湿）、瘀血共阻于脉，发为本病。痰瘀往往并见，故治宜活血化瘀、祛痰化浊降脂并用。

但临床久用祛痰化浊，活血化瘀药物，易损伤正气，影响人体的抗病能力。因此，在治疗中既要祛痰化浊、活血化瘀降脂，又要扶助正气，调理脏腑功能，此即所谓之"正气存内，邪不可干"。对于老年患者，更要注意在祛痰化浊、活血化瘀降脂的同时，重视补益脾肾。

高脂血症临床辨证分型

脾虚湿盛型

主症　形体肥胖，身重困乏，倦怠乏力，头身困重，胸脘痞闷，食少纳呆，呕恶，脘胀满，时便溏，舌淡、舌体胖大，边有齿痕，舌淡苔白腻，脉弦滑或濡缓。

治法　益气健脾，化湿和胃。

主方　参苓白术散。

药物　莲子9g　薏苡仁9g　缩砂仁6g　桔梗6g　白扁豆12g　白茯苓15g　人参15g　甘草9g　白术15g　山药15g

用法　水煎，每日1剂，分2次服。

来源　太平惠民和剂局方.

痰瘀互结型

主症　形体肥胖，身倦乏力，嗜食肥甘厚味，头身困重，胸脘痞闷，纳呆恶心，时作干呕，咳嗽痰多，舌质紫暗，有瘀点，有齿痕，苔厚腻，脉弦滑。

治法　化痰除湿，活血化瘀。

主方　二陈化痰汤。

药物　半夏、橘皮、川芎各6g　茯苓12g　茵陈、栝楼各15g　泽

泻、山楂各10g　水蛭（焙干研末，分装胶囊，每次 1 g）2g

用法　水煎，每日 1 剂，分 2 次服。

来源　北京中医，1998，（5）.

气滞血瘀型

主症　头晕头痛，失眠，胸胁肋胀满或刺痛，心烦易怒，口干，唇黯，舌质紫暗有瘀点，脉弦或涩，月经不调或闭经，月经色黑有块。

治法　行气化瘀，活血通络。

主方　桃红四物汤。

药物　桃仁9g　红花6g　熟地黄12g　当归9g　白芍9g　川芎6g

用法　水煎，每日 1 剂，分 2 次服。

来源　医宗金鉴.

肝肾阴虚型

主症　头晕目眩，体倦乏力，腰酸腿软，耳鸣健忘，少寐多梦，五心烦热，遗精盗汗，目涩口干，或见咽干口燥，颧红潮热，舌质红少津或苔少，脉细数或沉细而数。

治法　滋补肝肾，养血益阴。

主方　杞菊地黄丸。

药物　枸杞子9g　菊花9g　熟地黄24g　干山药12g　山萸肉12g　泽泻9g　牡丹皮9g　茯苓9g

用法　水煎，早晚 2 次口服。

来源　医级.

脾肾阳虚型

主症　体倦乏力，精神萎靡，面色㿠白，畏寒肢冷，腰膝酸软，或头晕目眩，腹胀纳呆，面浮肢肿，大便溏薄，月经失调，舌质淡胖，有齿痕，苔薄白，脉沉细。

治法　温阳健脾，利水渗湿。

主方　金匮肾气丸。

药物　干地黄24g　山药12g　山茱萸12g　泽泻9g　茯苓9g　牡丹皮9g　桂枝3g　附子3g

用法　水煎，早晚 2 次口服或将上药研为细末，炼蜜为丸，如梧桐子大，酒下15丸，每日 2 次。

来源　金匮要略.

如何判定降脂药治疗的效果

降血脂药一般都需长期服用，有的甚至需终身服用。不同个体对同一药物的疗效及不良反应有相当大的差别。在一个相当长的过程中，人体与自然环境的相互反应也是变化的。因此，服药后1 ~ 3个月应复查血脂、肝及肾功能，还应定期复查肌酸激酶及血尿酸水平。长年服药时，可3 ~ 6个月复查 1 次。与此同时，应作随诊观察，以便及时调整剂量或更换药物。血脂降到接近期望水平时，可适当减少剂量。治疗过程中应坚持调整饮食及改善生活方式，以期增进药物的疗效。

降脂药有效判断标准

分　类	总胆固醇	甘油三酯	高密度脂蛋白	低密度脂蛋白
显效	下降 ≥20%	下降 ≥40%	上升≥ 0.26mmol/L	下降 ≥20%
有效	下降 ≥10% ~ 19%	下降 ≥20% ~ 39%	上升 ≥0.104 ~ 0.25mmol/L	下降 ≥10% ~ 19%

续表

分 类	总胆固醇	甘油三酯	高密度脂蛋白	低密度脂蛋白
无效	未达到有效标准	未达到有效标准	未达到有效标准	未达到有效标准
恶化	上升 ≥10%	上升 ≥10%	下降≥ 0.104mmol/L	增高

血脂正常值参考值：

胆固醇3.23 ~ 5.2mmol/L

甘油三酯0.45 ~ 1.70mmol/L

高密度脂蛋白胆固醇0.91 ~ 1.52mmol/L

低密度脂蛋白胆固醇3.12 ~ 3.64mmol/L

上述资料来源于1996年《全国血脂异常防治建议》

如何根据血脂情况调整用药量

血脂一过性升高时 采用饮食非药物治疗3 ~ 6个月后复查血脂，如能达到降脂要求则继续治疗，但仍需每 6 个月至 1 年复查，如持续达到要求，每年复查1次。

血脂升高，采用饮食及非药物治疗无效时 改为药物治疗，药物治疗1 ~ 3个月复查血脂，如能达到要求，逐步改为每6 ~ 12个月复查 1次。如治疗3 ~ 6个月复查血脂仍未达到要求则调整剂量，加量或调换药物种类。3 ~ 6个月后再复查，达到要求后延长为每6 ~ 12个月复查 1 次。

血脂升高，采用饮食及单纯降脂药物治疗无效时 则考虑再调整用药或联合用药种类。在药物治疗过程中，必须监测药物不良反应，包括肝、肾功能，血常规及必要时测定心肌酶。如出现不良反应应及时减量或停药。

老年人用药　　高脂血症可使老年人发生冠心病，此防治原则同样适用于老年人，但药物使用应注意剂量及不良反应，降脂不宜过剧过急。

妇女用药　　绝经期前妇女除非有严重危险因素，一般可用非药物方法防治。有严重危险因素及高脂血症者方考虑药物防治。绝经期后妇女高脂血症发生机会增多，冠心病危险性也增高，故应早期积极治疗，除上述药物外，雌激素替代疗法对降低血脂也有效。

Part 3

高脂血症的常用西药

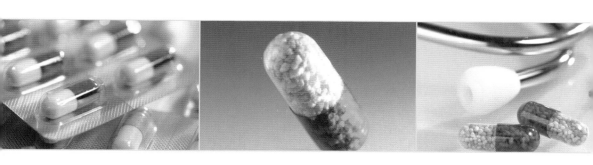

高脂血症患者必须在专科医生的指导下用药。它涉及很多专业知识，须专科医生做出严格的临床分析，谨慎的药物选择，制订详细的治疗方案，并随时根据血脂变化情况而调整用药。

他汀类（Hmg-CoA 还原酶抑制剂）

近年来发现的他汀类降脂药为3-羟基-3-甲基戊二酰辅酶A（Hmg-CoA）还原酶抑制剂。它能阻抑胆固醇的生物合成。单用Hmg-CoA还原酶抑制剂，或与胆酸螯合剂联用，对高胆固醇血症有更明显的疗效。

临床使用的他汀类药物的种类较多，根据其来源可分为两大类，即一为天然类：为真菌类微生物的提取物或提取物的衍生物，包括洛伐他汀、普伐他汀和辛伐他汀；二为合成类：由人工合成，主要包括氟伐他汀、阿托伐他汀和西立伐他汀。

洛伐他汀（又名美降脂、美降之、乐瓦停、洛之达、洛特和罗华宁）

【临床应用】主要用于Ⅱa和Ⅱb型高脂蛋白血症。

【用法用量】口服：每次20mg，每日1次，与晚餐同服。根据血清胆固醇水平，每4周调节其剂量。1日用量不超过80mg。

【不良反应】腹痛，腹泻，便秘，头痛，眩晕，肌痛，视物模糊，晶体混浊，皮疹等。

【注意事项】

1. 忌用于孕妇和哺乳期妇女以及活动性肝炎患者。

2. 每4～6周复查肝功，若转氨酶活性增高为正常的3倍以上，则应停药。

3. 不宜用于儿童，曾有肝病和酗酒者服药应慎重。

4. 本药与考来烯胺合用有相加作用。

阿托伐他汀（又名立普妥，是美国处方量最多的降胆固醇药物）

【临床应用】适用于原发性高胆固醇血症、混合性高脂血症（Ⅱa型、Ⅱb型）、纯合子家族性高胆固醇血症。在控制饮食的同时，服用立普妥可以大大降低胆固醇水平。

【用法用量】常用量为口服10mg／日，最大剂量为80mg／日。在1天总剂量相同时，1天服2次比1天服1次更有效。若每天服1次，则于晚饭后服效果更好。初始剂量治疗达标率高，1日1次，迅速简便，不受进食的影响。

【不良反应】本药的毒副作用多由药物对机体的直接毒性作用引起的。

1. 胃肠功能紊乱、恶心、失眠、肌肉触痛及皮疹。

2. 肝源性转氨酶升高，停药后即可恢复正常。

3. 肌肉触痛，一过性血清肌酸激酶（CK）水平轻度升高。偶见横纹肌溶解症，这是一种严重的毒副作用。由此，服药时应定期监测CK。

4. 少数患者服药后血浆碱性磷酸酶水平升高。

【注意事项】

1. 本药短期应用是安全的。长期应用，必须定期询问有无肌肉方面的症状，同时必须定期复查肝功及CK水平。服药后出现肌无力、肌痛等症状者更应积极监测血清CK及SgPT水平。当血清SgPT水平升高到正常上限 3 倍以上，或血清CK水平升高到正常上限10倍以上，都必须及时停药。

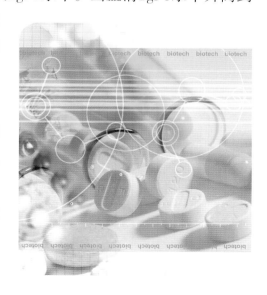

2. 本药不宜与烟酸、吉非贝齐、环孢霉素、雷公藤及环磷酰胺合用，以免引起严重的肌肉及肝肾功能损害。

3. 有条件者，应定期行眼科检查，警惕白内障的发生。

辛伐他汀（又名为舒降之）

【临床应用】当饮食治疗或其他非药物治疗效果欠佳时，可应用本药降低原发性高胆固醇血症、杂合子家族性高胆固醇血症或混合性高脂血症、纯合子家族性高胆固醇血症患者的总胆固醇和低密度脂蛋白胆固醇、脂分离蛋白B和甘油三酯。也可用于冠心病。

【用法用量】病人在接受本药治疗之前及治疗期间，应接受常规降胆固醇饮食。一般初服剂量为10mg／日，晚间顿服，最大剂量为80mg／日。胆固醇水平轻至中度升高的患者起始剂量为5mg／日。已同时服用免疫抑制剂或有严重肾功能不全的患者最大剂量为10mg／日。冠心病患者每晚服20mg作为起始剂量，然后根据病情调整剂量。

【不良反应】

1. 腹痛，便秘，胃肠胀气。

2. 疲乏无力，头痛。

3. 罕见肝炎及过敏反应。

【注意事项】

1. 有肝病史或大量饮酒习惯的患者慎用。

2. 治疗前对于转氨酶有升高现象的患者，应加强检查并多加留意。血清转氨酶超过正常值 3 倍以上时应立即停药。

3. 若肌酐酸激酶显著上升应立即停药。

4. 有生育可能的妇女及哺乳期妇女，暂不宜服本药物。

普伐他汀（又名普拉固片）

【临床应用】饮食限制仍不能控制的原发性高胆固醇血症（Ⅱa 和Ⅱb型）。

【用法用量】成人，开始10mg，晚餐后顿服。最高可达20mg。

【不良反应】轻度转氨酶升高、皮疹、肌痛、头痛、恶心、呕吐、腹泻、疲乏等。

【注意事项】妊娠、孕妇、哺乳期妇女禁用。对本品过敏、活动性肝炎或肝功能异常者禁用。对于家族性高胆固醇血症疗效差。有肝病史、酗酒史者慎用。定期检查肝功能。

氟伐他汀（又名来适可）

【临床应用】用于杂合子家族性及纯合子家族性高胆固醇血症、原发性和非胰岛素依赖型糖尿病患者并发的高胆固醇血症。

【用法用量】口服，开始剂量1次20mg，1日1次，4～6周后可增至1次20mg，1日2次。

【不良反应】轻微而短暂的消化不良、恶心、腹痛、失眠、头痛、肝功能异常。

【注意事项】

1. 活动性肝炎或不明原因的血清转氨酶持续升高者、孕妇及哺乳妇女、18岁以下患者禁用。

2. 有肝病及过量饮酒史者慎用。

3. 对伴有无法解释的弥漫性肌痛、肌肉触痛或肌无力以及肌酸激酶明显升高超过正常上限10倍的病人，应考虑肌病的可能性。

另外，国产中药血脂康和脂必妥，是从传统中药红曲中提炼精制而成的纯生物制品，测试并鉴定出血脂康的主要成分为Hmg-CoA还原酶抑制剂洛伐他汀，其药剂成分及疗效是稳定可靠的，是可重复的。血脂康除有洛伐他汀相似的降总胆固醇作用外，其降甘油三酯及升高密度脂蛋白作用也比相应剂量的洛伐他汀强。

瑞舒伐他汀钙片（可定）

【临床应用】适用于经饮食控制和其他非药物治疗（如：运动治疗、减轻体重）仍不能适当控制血脂异常的原发性高胆固醇血症（Ⅱa型，包括杂合子家族性高胆固醇血症）或混合型血脂异常症（Ⅱb型）。本品也适用于纯合子家族性高胆固醇血症的患者。

【用法用量】口服，起始剂量为5mg，1日1次。每日最大剂量为20mg。

【不良反应】胃肠道反应：恶心、失眠、腹部不适感；肌肉触痛；肝源性转氨酶升高，肝功能异常。

【注意事项】

1. 禁用于对瑞舒伐他汀钙片中任何成分过敏者。

2. 活动性肝病患者、原因不明的血清转氨酶持续升高和任何血清转氨酶升高超过 3 倍的正常值上限的患者禁用。

3. 禁用严重的肾功能损害的患者（肌酐清除率<30mL/min）。

4. 禁用肌病患者、同时使用环孢素的患者。

5. 慎用妊娠期间、哺乳期间。

贝 特 类

又称贝丁酸或纤维酸类。通过抑制腺苷酸环化酶，抑制脂肪组织水解，使血中的非酯化脂肪酸含量减少，使肝脏极低密度脂蛋白合成及分泌减少。并通过增强脂蛋白酯酶的活性，加速极低密度脂蛋白和甘油三酯的分解，因而可降低血中的极低密度脂蛋白、甘油三酯、低密度脂蛋白和总胆固醇。此类药物不良反应轻微，以胃肠道症状为主。

氯贝特（又名氯贝丁酯、安妥明、冠心平）

【临床应用】

1. 氯贝特适用于除Ⅰ型高脂蛋白血症及纯合子家族性高胆固醇血症以外的任何类型高脂血症。

2. 对高甘油三酯血症及对以甘油三酯增高为主的混合型高脂血症

更有效。

3. 氯贝特可使血小板的黏附和聚集功能减弱，使血中过高的纤维蛋白原含量降低，增加纤溶活性，减少血栓形成。

4. 另外可增加尿酸的排泄。适用于同时并发冠心病、脑血栓及痛风患者。

【用法用量】口服，0.25 ~ 0.5g / 次，3 次 / 日。

【不良反应】短期服用，不良反应轻微。

1. 主要为恶心、腹胀和腹泻等胃肠道症状。

2. 偶见头痛、乏力、皮疹、脱发、阳痿或性欲减退。

3. 可有一过性转氨酶升高。

4. 长期服药，可使胆结石的发生率明显增高。

5. 个别患者服药后发生肌痛、肌无力、肌挛缩、肌强直，同时血中CK活性明显增高。

【注意事项】

1. 服药期间应定期复查肝、肾功能及CK，如有明显异常，应及时减低剂量或停药。

2. 孕妇、授乳期妇女及有生育可能的妇女应忌用此药。

3. 氯贝特能增强华法林等抗凝药的作用，同时服用抗凝药时，应注意调整剂量。

4. 与磺脲类降糖药合用时，应防止发生低血糖。

非诺贝特（又名力平之）

【临床应用】除能调节血脂外，还可使血尿酸含量减少，使纤维蛋白原含量降低，增加抗凝剂效力。适用于高胆固醇血症；混合型高脂血症；高尿酸血症；继发性高脂血症。

【用法用量】口服，0.1g / 次，3 次 / 日。当胆固醇水平恢复正常时，将1天剂量改为0.1 ~ 0.2mg维持治疗。

【不良反应】服药后仅有口干、食欲减退、大便次数增多、湿疹等不良反应。个别病例可见转氨酶及尿素氮或肌酐升高，停药后迅速回到正常。

【注意事项】

1.肝肾功能不良者、孕妇、授乳期妇女及有生育可能的妇女忌用。

2.同时服用抗凝药者，应注意抗凝药剂量的调整。

3.长期服用非诺贝特，应定期进行肝、肾功能检查，若有明显异常，应及时减低剂量或停药。

益多酯（又名特调酯、洛尼特）

【临床应用】能降低极低密度脂蛋白、低密度脂蛋白、甘油三酯和胆固醇，还可降低血尿酸水平。适用于Ⅱ、Ⅲ、Ⅳ、Ⅴ型高脂血症，其作用大于氯贝特。

【用法用量】口服，0.25g/次，2～3次/日。

【不良反应】

1.常见不良反应为轻度消化系症状，皮肤痒，白细胞减少，一过性转氨酶活性升高，尿素氮及血尿酸水平升高。

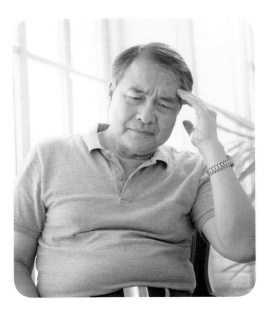

2.益多酯还能增强抗凝血药的作用。

【注意事项】

1.长期服用时，应定期监测肝、肾功能，复查白细胞计数。

2.注意调整抗凝血药的用量。

3.溃疡病及肝肾功能不全者慎用此药。

苯扎贝特（又名必降脂、脂康平）

【临床应用】可降低各种高脂血症的总胆固醇和甘油三酯。并改善伴有脂质代谢障碍的糖尿病患者的代谢，降低空腹血糖。

【用法用量】口服，0.2g／次，3次／日。饭后服用。

【不良反应】

1. 常见食欲缺乏、恶心和胃部不适等胃肠道症状，通常为时短暂，不需停药。

2. 可见皮肤瘙痒、荨麻疹、皮疹、脱发、头痛、头晕、失眠、性欲减退。

3. 偶见伴有血清CK活性增高的肌炎样肌痛、肌肉抽搐，药物性横纹肌溶解症者。

【注意事项】

1. 肾功能不全者慎用此药，剂量宜小。肾功能不全本身，容易引起药物过量，苯扎贝特也可能加重肾功能不全。

2. 除脂肪肝外的肝、胆疾病患者、妊娠及授乳期妇女、儿童均不宜服用本药。

3. 同时服用双香豆素类抗凝剂者，应减少服用抗凝剂约30%。

4. 苯扎贝特引起的不良反应都很轻，多见于服药之初的几个月之内，继续服药可自行消失。长期服用时，应定期复查肝、肾功能及CK活性，有明显异常时，应及时减低服药剂量或停药。

吉非贝齐（又名诺衡、湘江诺衡、康利脂、洁脂）

【临床应用】用于Ⅱa、Ⅱb、Ⅳ型高脂血症，且可升高高密度脂蛋白，可治疗血脂过高引起的黄色瘤，低高密度脂蛋白血症或冠心病合并高密度脂蛋白低下的病人。

【用法用量】口服，0.6g／次，2次／日，或上午服0.6g，下午服0.3g。服药后3～4周，能明显见效。

【不良反应】

1. 服药后有恶心、烧心、呕吐、食欲缺乏、腹痛和腹泻等消化系症状。

2. 偶见嗜酸性粒细胞减少、皮肤红斑、皮疹、肌肉疼痛、视力模糊及轻度贫血及胆结石。

3. 可见一过性转氨酶及肌酸激酶活性增高。

【注意事项】

1. 吉非贝齐有增强抗凝剂药效及升高血糖的作用，服药时应注意调整抗凝药及降血糖药的剂量。

2. 服用吉非贝齐，应定期复查肝、肾功能及CK，如有明显异常，应及时减低服药剂量或停药。

利贝特（降脂新）

【临床应用】用于高脂血症，对氯贝丁酯无效的Ⅱa型高脂血症也有效。部分高血压病人服药期间血压下降，并有降血脂和增加胆酸排泄的作用。

【用法用量】口服，一次25mg，每日3次。

【不良反应】可见丙氨酸转氨酶一过性增高，停药后可恢复，偶见胃肠不适。

【注意事项】肝、肾功能不全者慎用。

环丙贝特

【临床应用】作用类似氯贝丁酯，但稍强。可降低LDL及VLDL，升高HDL。此外，尚有抗血小板聚集和溶解纤维蛋白的作用。

【用法用量】口服，1日1次100mg。

【不良反应】不良反应少，一般为头痛、恶心、乏力等，偶见肝功能异常。

【注意事项】孕妇、哺乳期妇女、中度及重度肝肾功能不全患者禁用。如与抗凝药合用，宜减少抗凝药的剂量。

胆酸螯合剂

能够阻止胆酸或胆固醇从肠道吸收，促进胆酸或胆固醇随粪便排出，促进胆固醇的降解。适合于除纯合子家族性高胆固醇血症（FH）以外的任何类型的高胆固醇血症。但对任何类型的高甘油三酯血症无效。对血清总胆固醇与甘油三酯都升高的混合型高脂血症，须与其他类型的降血脂药合用才能奏效。国内此类药物应用较少。

考来烯胺（又名消胆胺）

【临床应用】该药是一种苯乙烯型碱性阴离子交换树脂。可降低低密度脂蛋白及胆固醇，用于治疗原发性高胆固醇血症，亦可清除刺激性胆酸，从而解除原发性胆汁性肝硬化和胆道梗阻引起的皮肤瘙痒。

【用法用量】4～5g／次，1～6次／日，总量每日不超过24g。服药时可从小剂量开始，1～3个月内达最大耐受量。

【不良反应】

1. 主要是味差及便秘。味差可用调味剂矫正，多进食纤维素可缓解便秘。还可引起恶心、呕吐、胃肠出血，大剂量可致脂肪泻和骨质疏松。

2. 其他罕见不良反应是腹泻、脂痢、严重腹痛及肠梗阻。

【注意事项】

1. 它能阻止脂肪和脂溶性维生素A、维生素D、维生素E、维生素K吸收，胃肠及肝功能正常者，一般不至于引起维生素缺乏症。长期服用考来烯胺者，可适当补充维生素A、维生素D、维生素K及钙和叶酸，尤其是孕妇及授乳期的妇女。

2. 治疗期间应注意考来烯胺可干扰地高辛、华法林、普罗布考、贝特类、他汀类的吸收。应在服考来烯胺前1~4小时或在服考来烯胺后4小时服。

考来替泊（又名降胆宁）

【临床应用】该药是一种阴离子交换树脂。可与胆酸结合，促进胆酸氧化，间接降低血清胆固醇水平，也可降低低密度脂蛋白，故应用于Ⅱa型高脂血症的治疗。

【用法用量】口服，10~20g／次，1~2次／日。与液体混合后服用，减少对食管的刺激。

【不良反应】腹部不适、恶心、呕吐、便秘、头晕、过敏反应等。

【注意事项】

1. 应食低胆固醇的饮食，多食含渣滓的食物，肥胖者应减轻体重。

2. 因可影响头孢氨苄、氯噻嗪、林可霉素、洋地黄、苯巴比妥、华法林的吸收，应在服本药前1小时或服药后4小时服用才能保障其良好吸收。

地维烯胺（也是一种阴离子交换树脂）

【临床应用】用于治疗原发性高胆固醇血症，亦可而解除原发性胆汁性肝硬化和胆道梗阻引起的皮肤瘙痒。

【用法用量】6~12g／日。总量每日不超过24g。

【不良反应】主要是胃肠道反应。

【注意事项】该药的降血脂适应证与不良反应基本上与考来烯胺相似，但临床应用不如考来烯胺与考来替泊广泛。

烟酸及其衍生物

烟酸及其衍生物属B族维生素。当用量超过作为维生素作用的剂量时，可有明显的调节血脂的作用。调节血脂的主要机制是抑制环磷酸酐（cAMP）的形成，导致甘油三酯酶活性降低，使低密度脂蛋白合成减少。可阻碍肝细胞利用CoA合成胆固醇。故可降低总胆固醇、甘油三酯、低密度脂蛋白。

烟酸（又名Niacin）

【临床应用】烟酸调节血脂的疗效及剂量与服药前的血脂水平有关，血脂水平异常较明显，服药剂量宜大，疗效也更明显。烟酸可用于除纯合子家族性高胆固醇血症及I型高脂蛋白血症以外的任何类型的高脂血症。

【用法用量】1～2g／次，3次／日，口服。为减少服药反应，开始服药的3～7日内，可服0.1～0.5g／次，4次／日，以后酌情渐增至1～2g／次，3次／日。

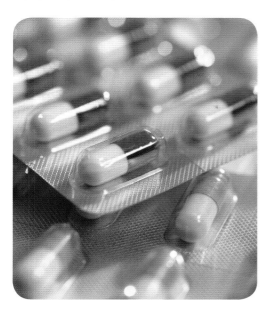

【不良反应】

1. 开始第1～2周内，服药后可见脸红、皮肤瘙痒、食欲缺乏、恶心、胃肠胀气、腹痛和腹泻等消化道症状。随着继续服药，上述不良反应可逐渐减轻至消失。在饭后服药，用餐时少喝菜汤，服药时少饮水，都可减轻服药后潮红等不良反应。

2. 偶见肝功能受损，血清转氨酶及碱性磷酸酶活性增高，甚至可见胆汁淤积性黄疸。出现这些反应时应及时停药，停药后可恢复。

3. 严重的不良反应是可加重溃疡病。

4. 血尿酸增多，甚至引起痛风。

5. 糖耐量减低，加重糖尿病。

6. 增强降压药的扩血管作用，甚至可引起体位性低血压。

【注意事项】

1. 伴有溃疡病、糖尿病、肝功能不全及高血压病的患者应慎用本药。

2. 孕妇及授乳期妇女均不宜服用。

3. 在服药过程中，应定期复查肝功能、血糖及尿酸等，明显异常时应及时减低剂量或停药。

阿昔莫司（又名乐脂平，是一种新的人工合成的烟酸衍生物）

【临床应用】阿昔莫司是一种安全、有效及易耐受的血脂调节药，尤其适用于血清甘油三酯水平明显升高、高密度脂蛋白水平明显低下，总胆固醇水平轻度上升或正常的糖尿病患者。阿昔莫司改善血脂的幅度与服药前血脂水平及高脂血症的类型有关。

【用法用量】口服，0.25g / 次，3次 / 日，饭后服。

【不良反应】

1. 服药后未见肝、肾功能受影响，也未见糖代谢有改变。

2. 阿昔莫司引起的皮肤血管扩张，致使服药后偶见脸部潮红、皮肤瘙痒或胃部灼热感、上腹部不适和轻微头痛，多数在服药几天后逐渐自行减轻或消失。

【注意事项】

1. 对本品过敏者，消化性溃疡者禁用。

2. 孕妇及哺乳期妇女慎用，肾衰竭者要减量。

烟酸肌醇酯

【临床应用】用于除纯合子家族性高胆固醇血症及I型高脂蛋白血症以外的任何类型的高脂血症。

【用法用量】口服，0.2g～0.6g／次，3次／日。

【不良反应】未见有重要不良反应。

【注意事项】多数烟酸衍生物及其缓释剂，不良反应较轻，但其降血脂作用也不如烟酸强。

其　他

普罗布考（又名丙丁酚）

【药理作用】有高度脂溶性，能在脂肪组织中蓄积，停药后逐渐从脂肪组织中释出。作用可维持数周。具有降低胆固醇及低密度脂蛋白的作用，同时可使血清高密度脂蛋白水平降低。但对甘油三酯无影响。同时普罗布考是一种强烈的抗氧化剂，它有利于抑制动脉粥样硬化的形成与发展。

【临床应用】不仅适用于一般的高胆固醇血症，而且能降低缺乏LDL受体的纯合子家族性高胆固醇血症患者的血清总胆固醇水平。

【用法用量】口服后吸收差，可与食物同服。口服，0.5g／次，2次／日。

【不良反应】

1. 常见为恶心、腹痛、腹泻，较少见的反应为多汗、血管神经性水肿、头痛、头晕、感觉异常和嗜伊红细胞增多。

2. 偶见血清转氨酶、碱性磷酸酶和CK活性及血清胆红素、血尿酸、尿素氮和血糖一过性升高。

3. 长期服用时心电图可见Q-T间期延长。

【注意事项】

1. 有室性心律失常及Q-T间期延长者，忌用普罗布考。

2. 该药也不宜用于孕妇、授乳期妇女及儿童。停药后 6 个月内不宜怀孕。

泛硫乙胺（又名潘特生）

【药理作用】它的分子结构是辅酶A的组成成分。它能促进血脂的正常代谢，改善脂肪肝及酒精中毒性肝损害，能抑制过氧化脂质的形成及血小板聚集，还能防止胆固醇在血管壁沉积。泛硫乙胺有较强的升高血清高密度脂蛋白（HDL-C）水平的作用。

【临床应用】适用于高脂血症及合并糖尿病的高脂血症病人。泛硫乙胺调节血脂的能力是中等度的，与阿昔莫司（乐脂平）及益多酯（特调脂）调节血脂的幅度相近似。

【用法用量】口服，每次0.2g，3次／日。

【不良反应】泛硫乙胺突出优点是不良反应少而轻，对肝肾功能未见有害作用，且停药后 1 个月，仍能保持明显的调节血脂的效果。偶有胃肠道反应。

【注意事项】肝功不良者慎用，长期服用应定期复查肝功。

弹性酶

【药理作用】它是由胰脏提取或由微生物发酵产生的一种易溶解的弹性蛋白酶。它能阻止胆固醇的合成及促进胆固醇转化成胆酸，从而使血清TC水平下降。另外，它还有抗动脉粥样硬化及抗脂肪肝的作用。

【临床应用】该药主要用于除纯合子家族性高胆固醇血症以外的高胆固醇血症。

【用法用量】口服，300U／次，3次／日。

【不良反应】弹性酶调节血脂的能力较弱，但它几乎无不良反应，一些血清总胆固醇水平轻度升高者，还是可先试用弹性酶。

常用保健品

近来介绍降血脂的保健品在各种广告中鱼目混珠，令人目不暇接，这些保健品的原理及临床效果研究资料所见甚少，结果也不一致，且难以重复。其安全性尚待进一步验证。如鱼油、燕麦片、山楂丸、亚油酸、橡胶种子油、蚕蛹油、月见草油、藻酸双酯钠和绞股蓝片等，目前对于鱼油的研究较多。

月见草油胶丸　具有降低胆固醇和甘油三酯的作用，抗血栓形成。

【主要成分】为亚油酸和亚麻酸。

【临床应用】用于高脂血症，减少血栓的形成。

【用法用量】每次1.5~2g，2次/日。

【不良反应】少数人有恶心、稀便、胃部不适。

海鱼油

【主要成分】Omega-3脂肪酸在海洋鱼油中含量最为丰富。主要抑制了肝内脂质及脂蛋白的合成，促进胆固醇从粪便中排出，可延缓动脉粥样硬化的进程。

【临床应用】用于高脂血症合并冠心病患者，可减低冠心病的发病率。

【用法用量】通常服5~10g/次，2次/日。

【不良反应】

1. 因为海洋鱼油制剂，有鱼腥味导致的恶心，一些患者难以坚持长期服用。

2. 长期服用易发生胃肠道出血。有出血倾向的患者忌用海鱼油制剂。

酯型海鱼油制剂 长期服用易致视力下降；天然海鱼油制剂的不良反应较少。

国外的海洋鱼油制剂品种较多，日本有13种，美国有17种，德国有23种。这些鱼油制剂可分为天然鱼油型、酯型及游离脂肪酸型3种剂型。不同剂型的鱼油制剂中Omega-3脂肪酸的含量是不同的，酯型制剂含28%，天然鱼油制剂含57%，游离脂肪酸制剂含98%。国内现已生产多种浓缩鱼油制剂，但正式能作为药品用于临床的，主要有如下3种。

多烯康胶丸 临床应用较早，是酯型制剂，其中加入了少量的维生素E，有抗氧自由基，降低甘油三酯，升高高密度脂蛋白的作用。

【临床应用】适用于甘油三酯增高，高密度脂蛋白降低患者。

【用法用量】口服，1.8g / 次，3次 / 日。

【不良反应】有鱼腥味导致的恶心，有出血倾向的患者忌用。

脉乐康 它比多烯康的纯度高，有抗氧自由基，降低甘油三酯，升高高密度脂蛋白的作用。

【临床应用】适用于甘油三酯增高，高密度脂蛋白降低患者。

【用法用量】口服，0.45g～0.9g / 次，3次 / 日。

【不良反应】有鱼腥味导致的恶心，有出血倾向的患者忌用。

鱼油烯康

【临床应用】适用于甘油三酯增高，高密度脂蛋白降低患者。

【用法用量】口服，每粒0.25g，4粒 / 次，3次 / 日。

【不良反应】有鱼腥味导致的恶心，有出血倾向的患者忌用。

亚油酸

【临床应用】由大豆油的皂化物提取的，含有不饱和脂肪酸，能通过胆固醇转化，降低血中胆固醇水平，减少血管壁的沉积，同时也可降低甘油三酯的含量，适用于高脂血症和动脉硬化的预防和治疗。

【用法用量】口服，每次0.8～1.5g，每日 3 次，饭后服。

【不良反应】长期使用可引起恶心、腹泻、食欲减退等胃肠道反应，大剂量服用更易发生。

【注意事项】服药期间，需同时采用低动物脂肪饮食，才能达到治疗效果。

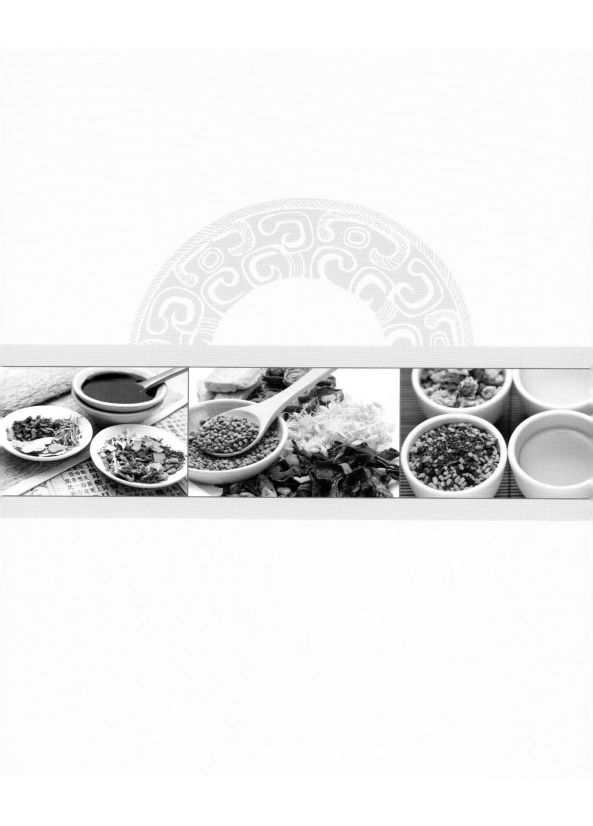

Part 4
高脂血症的常用中药

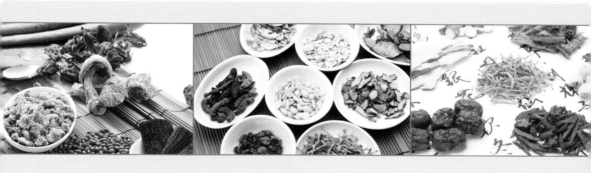

选择中药方剂，讲究的是理、法、方药，这是中医辨证论治的全部过程。辨证是根据其临床表现辨证其病因病机、病性病位，论治是辨证清楚后，确定其治疗方法，选用适宜的药物组成方剂。

常用中成药

正脂丸

【药物组成】白术　泽泻　山楂　绞股蓝

【功能主治】补益、利水渗湿，主要用于脾胃两虚型高脂血症，症见消化不良、疲乏无力、虚胀泄泻、水肿。有降低甘油三酯、总胆固醇、低密度脂蛋白、提高血清中的高密度脂蛋白的含量、改善动脉粥样硬化的作用。

【用法用量】每次 1 丸，每天 1 次，疗程2～3个月。

降脂中药片

【药物组成】太子参　首乌　草决明　生蒲黄　生荷叶　姜黄　郁金

【功能主治】补益清热，用于气虚痰盛型高胆固醇血症，症见头痛眩晕、目暗不明、大便秘结。有降低总胆固醇、降低甘油三酯的作用。

【用法用量】每次 2 片，每日 3 次，疗程2～3个月。

复方明星片

【药物组成】决明子　制南星　山楂

【功能主治】清热、行气，用于积滞型高脂血症，能消食化积，活血散瘀，形气健胃、祛脂减肥。显著降低甘油三酯与总胆固醇的水平。

【用法用量】每日 3 次，每次 2 片，疗程1～2个月。

丹田降脂丸

【药物组成】丹参　三七　川芎　泽泻　人参　当归　首乌　黄精

【功能主治】利水渗湿，活血祛瘀，主要用于血行不畅或气血瘀滞型高脂血症和脾肾两虚型高脂血症，症见形体肥胖、小便不利、水肿、泄泻等。有降低甘油三酯与总胆固醇水平的作用。

【用法用量】每天 3 次，每次 1 丸，疗程 3 个月。

脂可清胶囊

【药物组成】葶苈子　黄芪　茵陈　山楂　泽泻　大黄　木香

【功能主治】利水渗湿，补益，适用于湿热蕴结型高脂血症，症见黄疸尿少、湿疹瘙痒和气虚所致。有降低甘油三酯、总胆固醇、低密度胆固醇的作用，疗效优于口服烟酸肌醇酯。

【用法用量】每次 1 粒，每日 3 次，疗程 1 个月。

莪黄降脂片

【药物组成】姜黄　黄精　玉竹　大黄　山楂　石菖蒲　柴胡

【功能主治】解表、化湿、泻下。主要用于瘀热积滞型高脂血，症见腹壁肥厚、胸肋苦满显著、新奇亏虚、湿蒙清窍型形体肥胖、神志混乱、健忘、胸腹胀满等。有逐瘀通经，降脂减肥，降低甘油三酯与总胆固醇水平的作用明显优于口服烟酸肌醇酯。

【用法用量】每次 2 片，每天 2 次，疗程 1 个月。

安脂舒胶囊

【药物组成】何首乌　蛰虫粉等

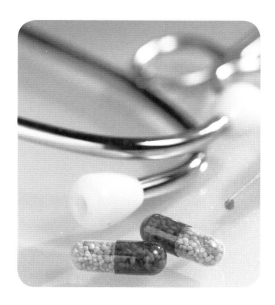

【功能主治】降脂补肾。适用于肾亏型形体肥胖者。明显降低甘油三酯、总胆固醇水平，增高高密度脂蛋白水平，具有抗血栓作用。

【用法用量】每次 2 粒，每天 3 次，疗程 1 个月。

益寿调脂片

【药物组成】黄芪　丹参　枸杞子　何首乌　大蒜

【功能主治】温里补益。适用于气虚血瘀所致的高脂血症、脾胃虚寒型肥胖症。降低血清总胆固醇、甘油三酯，升高血清高密度脂蛋白，调脂，抗脂质过氧化，清除氧自由基。

【用法用量】每次 2 片，每天 3 次。

三仙降脂胶囊

【药物组成】决明子　蒲黄　泽泻

【功能主治】清热渗湿，用于脾肾两虚型高脂血症。症见目赤涩痛、畏光多泪、头痛眩晕、目暗不明、大便秘结、形体肥胖、胸腹胀满、小便不利、水肿、泄泻等。有降低血清总胆固醇、甘油三酯、升高血清高密度脂蛋白的作用。

【用法用量】每次 3 粒，每天 1 次。

降脂化浊片

【药物组成】丹参　海藻　何首乌

【功能主治】补益，适用于肾亏型形体肥胖者和气虚痰盛型高脂血症。有降低血清总胆固醇、甘油三酯、升高血清高密度脂蛋白的作用。

【用法用量】每次 3 片，每天 2 次。

脉脂宁胶囊

【药物组成】何首乌　枸杞子　冬虫夏草　藏红花　酒大黄　泽泻　石菖蒲　大皂荚　姜黄

【功能主治】补益、泻下。用于瘀热积滞型、气滞血瘀型高脂血症，有祛热通便，凉血解毒，逐瘀通经，降脂减肥作用。

【用法用量】每次 2 粒，每天 3 次。

黄炭降脂片

【药物组成】大黄炭　女贞子　泽泻　山楂　三七

【功能主治】适用于痰瘀互结型高脂血症，有活血化瘀，健脾利湿作用。

【用法用量】每日 3 片，每日4～6次。

四味天山丹

【药物组成】天竺黄　山楂　丹参　泽泻

【功能主治】适用于痰瘀互结型高脂血症，有活血化瘀，祛湿除浊作用。

【用法用量】每片0.5g，每日 3 次，每日 4 片。

降脂化瘀丸

【药物组成】泽泻　葛根　何首乌　丹参　荷叶　决明子　姜黄玉竹

【功能主治】适用于痰瘀互结型高脂血症，有清热化痰，祛瘀通络作用。

【用法用量】每粒0.5g，每日 3 次，每次 3 粒，凉开水送服。

清脉降脂丸

【药物组成】丹参　决明子　泽泻　何首乌　生山楂

【功能主治】适用于痰瘀互结型高脂血症，有利湿化痰，行气活血作用。

【用法用量】每日 3 次，每次6g，饭后服。

活血降脂胶囊

【药物组成】丹参　生山楂　何首乌　葛根　赤芍药　当归　枸杞子　桃仁　红花

【功能主治】适用于气滞血瘀型高脂血症，有活血化瘀作用。

【用法用量】每粒0.3g，每日 3 次，每次 5 粒，温开水送服。

天山丹

【药物组成】天竺黄　山楂　丹参　泽泻

【功能主治】适用于气滞血瘀型高脂血症。有清热利湿，活血化瘀作用。

【用法用量】每片0.5g，每日 3 次，每次 4 片。

化脂灵

【药物组成】水蛭　蛰虫　益母草　五加皮　黄芪　山楂　泽泻
何首乌

【功能主治】适用于气滞血瘀型高脂血症。有疏肝行气作用。

【用法用量】每丸含生药9g，每日 2 次，每次 1 丸，饭后半小时服。

芪蛭祛脂丸

【药物组成】生黄芪　丹参　山楂　何首乌　水蛭　红花　皂荚
明矾　葛根　薏苡仁

【功能主治】适用于气滞血瘀型高脂血症。有活血祛瘀，健脾化
痰作用。

【用法用量】每日 1 剂，分 3 次空腹吞服。

消脂护肝胶囊

【药物组成】泽泻　山楂　黄芪　决明子　赤芍药　郁金　金钱
草　柴胡

【功能主治】适用于气滞血瘀
型高脂血症、脂肪肝，有疏肝理
气，活血化瘀作用。

【用法用量】每日 3 次，每次
3 粒。

心脑康胶囊

【药物组成】红花油

【功能主治】用于治疗动脉粥
样硬化、冠心病、心绞痛、高脂

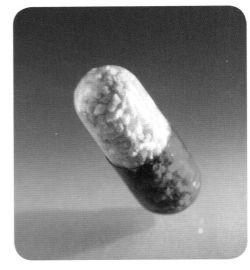

血症、高血压、脑动脉硬化、偏瘫（脑溢血和脑血栓形成）等。亦可作为动脉硬化症的预防用药。

【用法用量】口服，每次 2 粒，1 日 3 次，饭后服用。1 个月为 1 个疗程，一般以连用2～3个疗程为宜。

【不良反应】少数病人有食欲增加及尿频现象。个别有口干、恶心等，如饭后服用，症状可消失。

降脂宁颗粒

【药物组成】山楂　荷叶　何首乌　决明子

【功能主治】有降低血胆固醇及甘油三酯的作用。用于高脂血症患者，对预防动脉硬化有效。

【用法用量】口服，每次10mg，1 日 3 次，15个月为 1 个疗程。

猪去氧胆酸

【药物组成】猪胆汁提取物

【功能主治】能抑制胆酸的形成，主要降低血中胆固醇。适用于 Ⅱa　或Ⅱb型高脂血症。

【用法用量】口服，1次0.15～0.3g，1日0.45～0.9g。

【不良反应】偶可引起肠胃不适、轻度腹泻。

常用中药单方

柴胡　　3～10g，水煎服，每日 2 次。舒肝解郁，清热祛脂。

菊花　　菊花茶，白菊花、金银花各5～6g，沸水冲泡。清热解毒，抗动脉硬化。适用于预防和治疗动脉硬化、高脂血症、高血压病、冠心病。

绞股蓝　　5～10g，煎服，每日 2 次。能抑制血清总胆固醇和甘油三酯的升高。

决明子　5～10g，水煎服，每日 2 次。长期使用能够清肝明目，润肠通便，降脂降压。适用于高脂血症，症见目赤涩痛，畏光多泪、头痛眩晕，目暗不明、大便秘结者。

干地黄　10～30g，水煎服，每日2次，长期应用能够清热凉血，养阴生津，降糖祛脂。适用于阴虚内热型高脂血症。

菖蒲根　10～15g，菖蒲开花食之，久服，延年益心智，轻身减肥开窍，化湿和胃。适用于高脂血症见形体肥胖、神志混乱、健忘、胸腹胀满等症。

大蒜　大蒜中含有的挥发性蒜素，具有清除积存在血管中的脂肪，常吃大蒜有明显的降胆固醇作用。

莱菔子　5～10g，水煎服。轻身减肥，消食化积、降气化痰。

山楂　30g，煎服代茶，日服数次，经常饮用，消食化积，活血散瘀，行气健胃、祛脂减肥。适用于积滞型高脂血症，有增加心脏收缩功能及增强冠状动脉血流、降低血清胆固醇及血脂等作用。有胃病的患者慎用。

谷芽　10～30g，将谷芽用水浸泡后，保持适宜的温度湿度，待幼芽长至0.5cm时，干燥，生用或炒用。具有轻身减肥，消食健脾开胃的功效。主要用于单纯肥胖型高脂血症。

麦芽　将麦芽用水浸泡后，保持适宜的温度湿度，待幼芽长至0.5cm时，干燥，生用或炒用。具有消食和中，降低血糖的作用。

大黄　将大黄提炼成大黄片，早餐、晚餐前半小时各服2～3片保持每日大便2次，一般可用 6 个月。通过其泻下作用影响肠道对胆固醇的吸收，邪热通便，凉血解毒，逐瘀通经，降脂减肥。主要用于瘀热积滞型高脂血症。

芦荟　0.6～1.5g，入丸剂或研末胶囊服。其中所含的芦荟大黄素、异芦荟大黄素等物质具有苦寒泻下、清肝杀虫、降低血脂血压、润肠通便作用。用于热结便秘,肝经实火症。

灵芝　研末,内服,每次1.5~3g,每日 3 次,长期服用,滋补强壮、扶正固本、减肥安神。对冠心病、高脂血症均有较好的疗效。

菌陈　10~30g,水煎服,每日 2 次,清利湿热、退黄疸。促进脂肪代谢、降低血脂、防止动脉粥样硬化。能促进胆汁分泌,保护肝脏、解热、利尿、降血压、降血脂,并对许多细菌有不同的抑制作用。适用于湿热蕴结型高脂血症。

泽泻　泽泻6~7g水煎内服,每日1~2次。利水渗湿,泽泻中含有的氨基酸、脂肪酸、三萜化合物可以使血管中的各种脂质减少,使体内的胆固醇、甘油三酯明显下降。

薏苡仁　利水渗湿,健脾除痹,清热排脓,10~20g水煎服或煮粥,常服薏苡仁其中所含有的薏苡仁素、薏苡仁油能健脾轻身,并起到一定的降压的作用,降血脂,适用于脾肾亏虚型高脂血症。

冬瓜　冬瓜肉连皮切碎,每日30g,煎汤代茶,日服数次,经常饮用。或者冬瓜籽10~15g,水煎服。每日 1 次,30天为 1 个疗程,经常服用。冬瓜所含的丙醇二酸,不仅能抑制糖类物质转化为脂肪,而且还能消耗体内过多的脂肪,防止体内脂肪堆积。适用于高脂血症见于水肿胀满,实体肥胖者。

刺五加　根茎(干品)9~15g,水煎服,补气益精、安神、强筋。适用于脾肾阳虚型高脂血症,见于身体虚弱或久病气虚、失眠等。

黄芪　10~30g,水煎服,每日 2 次,补气固表、祛脂减肥、利尿托毒、排脓、敛疮生肌。适用于气虚所致的高脂血症见于食少便溏、痈疽难溃、久泻脱肛、便血肛瘘、表虚自汗、内热消渴、头晕等。

白术　10~15g,水煎服,益气健脾、燥湿利水、止汗。主要用于脾胃气虚痰阻型高脂血症。见于脾胃虚弱、消化不良、痰饮眩晕、小便不利、疲乏无力、虚胀泄泻、水肿、湿痹。

山药 生山药120g，切片，煎煮两大碗当茶饮之，或者取本品60～100g，水煎服。山药益气养阴，补脾肺肾，具有多种生命活性物质，能诱导生成干扰素，能够降糖，降脂，清除氧自由基，调节免疫力。主要用于脾肾肺皆虚型高脂血症，见于形体肥胖、泄泻、喘咳、肾虚遗精。

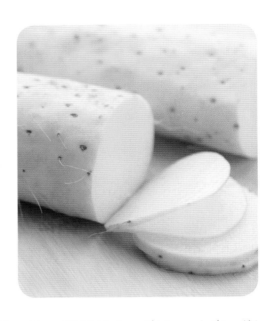

当归 5～15g，水煎服，每日2次。当归补血、凉血、止痛、润燥，所含的生物活性物质能够明显抑制肝脏合成胆固醇，降低血清胆固醇的水平。主要用于高脂血症，见于血虚萎黄，眩晕心悸，月经不调，闭经痛经，虚寒腹痛，肠燥便秘，形体肥胖者。

胡桃仁 开始时每日服1颗，每5日增加1颗，至20颗止，周而复始。补肾温肺润燥，可减少胆固醇在肠道的吸收，促进在肝内的降解，随胆汁排出。适用于肾虚肥胖型高脂血症。

天门冬 八九月采天门冬根，曝干为末，每服3g，每日3次，益气轻身，祛脂减肥，养肌肤，清肺降火，滋阴润燥，主要用于阴虚型高脂血症，症见形体肥胖、燥咳痰黏、咯血、肠燥便秘等病症。

何首乌 5～10g，水煎服，长期服何首乌补益精血，润燥通便解毒，可治疗高脂血症和动脉粥样硬化，适用于胆固醇高型高脂血症，中医辨证属肾亏型形体肥胖者。

菟丝子 15～30g，水煎服，每日2次，降血脂，补阳益阴，固精缩尿，明目止泻。适用于肾阳亏虚型高脂血症，症见形体肥胖，阳痿，小便频数，目暗不明，脾虚泄泻，阴虚消渴。

覆盆子　10～15g，单味煎煮常服，可用于血脂高，见体倦乏力，腰酸腿软，年满体弱，耳鸣眼花者，也可配伍何首乌、枸杞、麦冬、生地等药物。

女贞子　9～15g，煎服，常服。抗肝损伤，降低血脂，预防动脉硬化，补肾滋阴，养肝明目，降脂轻身。适用于阴虚型高脂血症，症见内热烦躁，腰膝酸软，头晕眼花，耳鸣，遗精，消渴等。

三七　3～10g，煎服，每日2次，也可口服生三七粉，每日3g，明显降低甘油三酯和胆固醇，散瘀止血，活血定痛，祛脂减肥，适用于瘀阻型高脂血症。

丹参　5～15g，水煎服，每日2次，长期使用。丹参素，可抑制细胞内源性胆固醇的形成，保护血管屏障，防止脂质沉积，抑制动脉粥样硬化。能祛瘀止痛，活血调经，养血除烦，降脂减肥，主要用于瘀阻型肥高脂血症。

红花　3～9g，水煎服，每日2次。活血去瘀通经，含红花黄色素、红花苷等能活血化瘀，降脂减肥，主要用于血瘀型高脂血症。

常用中药复方

轻身散

组成　黄芪500g　人参（另炖）、茯苓、甘草、泽泻、云母粉各3g　生姜汁1500mL

主治　益气健脾，利水消肿。适用于脾虚湿盛型高脂血症。

用法　将黄芪研碎，与生姜同煎，以姜汁完全浸入黄芪中为度，然后将黄芪焙干，与其他药物一起研为细末，和匀，每日3次，每次

3g，温开水送服。

来源 圣济总录.

痰降脂汤

组成 苍术、白术各12g 法半夏、木香、川芎各10g 茯苓、薏苡仁、丹参各15g

主治 健脾利湿，理气化痰。适用于脾虚湿盛型高脂血症。

用法 水煎，每日1剂，分3次服。

来源 湖南中医杂志，1994，（3）.

健脾逆脂汤

组成 黄芪、决明子、山楂、白术各20g 地龙、郁金、炒泽泻各15g 柴胡9g 蟅虫6g

主治 健脾益气，清热利湿。适用于脾虚湿盛型高脂血症、脂肪肝。

用法 水煎，每日1剂，分3次服。

来源 湖南中医药导报，1998，（9）.

陈楂参汤

组成 陈皮、法半夏、决明子、泽泻各15g 茯苓10g 山楂24g 丹参30g 大黄（后下）6g

主治 健脾祛湿，理气化痰。适用于脾虚湿盛型高脂血症、脂肪肝。

用法 水煎，每日1剂，分2次服。

来源 实用中医杂志，1997，（6）.

降脂化浊汤

组成 泽泻、荷叶、决明子、紫丹参各15g 淡海藻、生山楂各20g 法半夏10g 陈皮6g 广郁金12g

主治 祛痰化浊，活血通络。适用于痰瘀互结型高脂血症。

用法　水煎，每日 1 剂，分 2 次服。

来源　上海中医药杂志，1995，（11）.

茵泽地荷汤

组成　茵陈、泽泻、生地黄各30g　生何首乌、生山楂、牡丹皮、黄精、虎杖各12g　决明子、荷叶各15g

主治　清肝利胆，活血化浊。适用于痰瘀互结型高脂血症。

用法　水煎，每日 1 剂，分 2 次服。

来源　中西医结合肝病杂志，1991，（1）.

融脂消积汤

组成　柴胡、郁金、川芎、泽泻各10g　当归、决明子、白芍药各15g　藏红花5g　生山楂30g　鸡内金20g　五味子12g

主治　疏肝解郁，理气行瘀。适用于气滞血瘀型高脂血症、脂肪肝。

用法　水煎，每日 1 剂，分 2 次服。

来源　黑龙江中医药，1997，（4）.

化痰祛瘀汤

组成　陈皮12g　枳壳、莱菔子（包煎）、泽泻、泽兰、鸡内金、穿山甲各15g　丹参20g　生山楂30g

主治　理气活血，化痰去瘀。适用于气滞血瘀型高脂血症、脂肪肝。

用法　水煎，每日 1 剂，分 2 次服。

来源　实用中医内科杂志，1994，（2）.

大黄柴胡汤

组成　大黄12g　柴胡12g　半夏9g　赤芍药、丹参、山楂各15g　决明子20g

主治　舒肝解郁，活血去瘀。适用于气滞血瘀型高脂血症、脂肪肝。

　　用法　水煎，每日 1 剂，分 2次服。

　　来源　福建中医药，1995，（6）.

柴黄参楂汤

　　组成　柴胡12g　黄芪、生山楂、泽泻、丹参各30g　玄参、赤芍
药、陈皮、半夏各15g　大黄9g　甘草6g

　　主治　疏肝理气，活血化瘀。适用于气滞血瘀型高脂血症、脂
肪肝。

　　用法　水煎，每日 1 剂，分 2 次服。

　　来源　中国民间疗法，2000，（7）.

脾逆脂汤

　　组成　丹参、赤芍药、黄芪、决明子、山楂各20g　地龙、郁金、
炒泽泻各15g　柴胡9g　陈皮15g

　　主治　健脾行气，化瘀导滞。适用于气滞血瘀型高脂血症、脂
肪肝。

　　用法　水煎，每日 1 剂，分 3 次服。

　　来源　湖南中医药导报，1998，（9）.

芪参肾气汤

　　组成　生黄芪、丹参、熟地黄、泽泻、怀山药、何首乌各30g
党参、山茱萸各15g　白术12g　茯苓、生山楂各20g　陈皮9g　水蛭粉
（冲服）3g

　　主治　滋阴补肾，健脾利湿。适用于肝肾阴虚型高脂血症。

　　用法　水煎，每日 1 剂，分 2 次服。

　　来源　实用中医药杂志，1999，（5）.

降脂饮

　　组成　枸杞子10g　何首乌、决明子、山楂各15g　丹参20g

主治　滋补肝肾，活血化瘀。适用于肝肾阴虚型高脂血症。

用法　水煎，每日 1 剂，代茶饮。

来源　千家妙方.

降脂汤

组成　丹参、何首乌、黄精、山楂各15g

主治　滋补肝肾，活血化瘀，适用于肝肾阴虚型高脂血症。

用法　水煎，每日 1 剂，分 3 次饭后服。

来源　千家妙方.

肾病高脂方

组成　熟地黄、怀山药、茯苓、何首乌、黄精各20g　山茱萸、泽泻、牡丹皮、附子（先煎）、杜仲各10g　桂枝3g　黄芪30g

主治　补脾益肾，益气温阳。适用于脾肾阳虚型高脂血症。

用法　水煎，每日 1 剂，分 2 次服。

来源　上海中医药杂志，1999，（6）.

玄参丹参饮

组成　玄参10g　丹参15g　怀牛膝10g　何首乌15g　枸杞10g　石决明12g　车前子10g　桑寄生10g　杜仲10g　钩藤12g

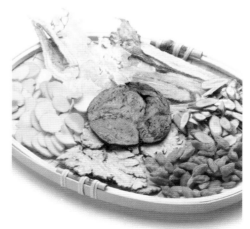

主治　补益肝肾，活血化瘀。用于高血压病，症见眩晕、头痛、心悸、失眠、耳鸣、腰膝酸软者。

用法　水煎服，每日 1 剂。临证只允许加减一两味药物。

来源　仇富华.玄参丹参饮治疗高血压病76例.湖北中医杂志，1987，（5）：20

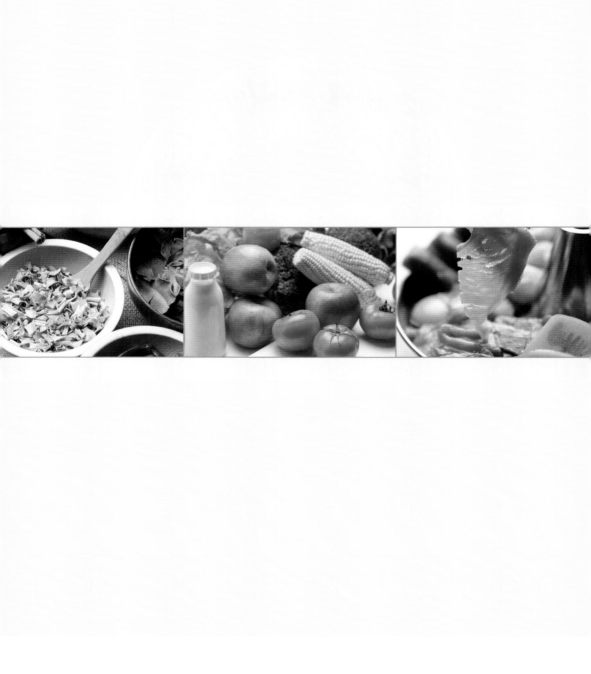

Part 5

高脂血症的配餐常识

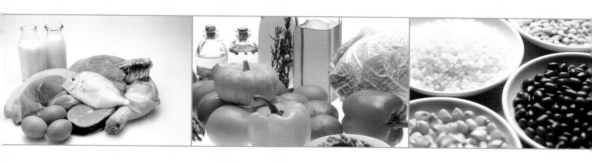

　　高脂血症患者必须进行饮食治疗，否则血脂很难控制。但限制饮食首先要满足人体对热量和营养物质的基本需要量，不是不能吃含脂肪的东西，而是多少的问题。因为脂肪也是人体必需的营养物质。

高脂血症患者的膳食指南

高脂血症患者的饮食误区

很多人知道自己有了高脂血症之后，便严格限制饮食，少吃饭，甚至不吃早饭或晚饭，这样对身体不利。高脂血症患者是必须进行饮食治疗，否则血脂很难控制。但限制饮食首先要满足人体对热量和营养物质的基本需要量，不是不能吃含脂肪的东西，而是多少的问题。因为脂肪也是人体必需的营养物质。吃多了血脂高，光吃萝卜白菜会营养不良，长期会导致营养不平衡，身体抵抗力降低易发生各种疾病，所以必须按照营养物质的需求量标准来选择各种食物。

如何安排高脂血症患者的饮食

不同的病人所需的营养不同。要充分利用各种食物的营养特点，提高其互补作用。食物内容，有粗糙和精细，固体和流质以及浓缩和稀薄的食物；菜方面尽量争取有菜有汤，荤素兼备；主食也要粗细搭配，粮豆混食，有米有面，有干有稀，适当搭配而成。根据高脂血症的分型，饮食治疗有各自的特点。

Ⅰ型：饮食治疗原则是低脂肪膳食，脂肪的摄入量成人每天约20~30g，避免食用含脂肪丰富的食物。

Ⅱ型：饮食治疗原则以降低胆固醇为目的。每天摄入的胆固醇量应小于300mg（相当于50g猪肝、45g猪肾）。动物脑、蛋类含胆固醇最高，其次为鱼子、蟹黄等，再次是动物内脏，鱼肉最低。应注意补充维生素。

Ⅲ型：对饮食治疗反应敏感，多数可通过饮食治疗或适当加上药物即可使血脂降至正常。

胆固醇应＜300mg／日。糖、脂肪和蛋白质分别占总热量的50%～60%，25%～30%和15%。应多吃含铁多的食物和蔬菜，如芝麻、大豆制品、芹菜、菠菜、海带、木耳等。

Ⅳ型：血管病发病率很高，糖耐量低，甘油三酯增高。控制体重可使血清甘油三酯降至正常。限制糖和酒精的摄入，限制胆固醇，每日胆固醇小于300mg。采用含多不饱和脂肪酸的脂肪以代替含饱和脂肪酸的脂肪，适当补充植物蛋白。

Ⅴ型：饮食原则为限制脂肪，控制碳水化合物，适当限制胆固醇。限制脂肪在总热量的30%以下。碳水化合物摄入量占总热量的50%。胆固醇摄入量为每日小于300mg。蛋白质占总热量的20%。补充含铁的蔬菜和食物。

高脂血症患者的日常饮食

高脂血症患者日常吃哪些食物才能达到平衡膳食、合理营养、促进健康呢？这里主要参照我国营养学会制定的《中国居民膳食指南》，具体如下：

食物多样、谷类为主　人类的食物是多种多样的。各种食物所含的营养成分不完全相同。平衡膳食必须由多种食物组成，才能满足人体各种营养需要，达到合理营养。多种食物应包括以下五大类：

第一类为谷类及薯类　谷类包括米、面、杂粮等，薯类包括马铃薯、甘薯、木薯等，主要提供碳水化合物、蛋白质、膳食纤维及 B 族维生素。

第二类为动物性食物　包括肉、禽、鱼、奶、蛋等，主要提供蛋白质、脂肪、矿物质、维生素 A 和 B 族维生素。

第三类为豆类及其制品　包括大豆及其他干豆类，主要提供蛋白质、脂肪、膳食纤维、矿物质和B族维生素。

第四类为蔬菜、水果类 包括鲜豆、根茎、叶菜、茄果等，主要提供膳食纤维、矿物质、维生素C和胡萝卜素。

第五类为纯热能食物 包括动植物油、淀粉、食用糖和酒类，主要提供能量。植物油还可提供维生素E和必需脂肪酸。

多吃蔬菜、水果和薯类 蔬菜与水果含有丰富的维生素、矿物质和膳食纤维。蔬菜的种类繁多，包括植物的叶、茎、花薹、茄果、鲜豆、食用蕈藻等，不同品种所含营养成分不尽相同，甚至悬殊很大。红、黄、绿等深色的蔬菜中维生素含量超过浅色蔬菜和一般水果，它们是胡萝卜素、维生素B_2、维生素C和叶酸、矿物质（钙、磷、钾、镁、铁），膳食纤维和天然抗氧化物的主要或重要来源。我国近年来开发的野果如猕猴桃、刺梨、沙棘、黑加仑等也是维生素C、胡萝卜素的丰富来源。有些水果维生素及一些微量元素的含量不如新鲜蔬菜，但水果含有的葡萄糖、果酸、柠檬酸、苹果酸、果胶等物质又比蔬菜丰富。红黄色水果如鲜枣、柑橘、柿子和杏等是维生素C和胡萝卜素的丰富来源。薯类含有丰富的淀粉、膳食纤维，以及多种维生素和矿物质。

常吃奶类、豆类及其制品

奶类除含丰富的优质蛋白质和维生素外，含钙量较高，且利用率也很高，是天然钙质的极好来源。我国居民膳食提供的钙质普遍偏低，平均只达到推荐供给量的一半左右。豆类是我国的传统食品，含大量的优质蛋白质、不饱和脂肪酸、钙及维生素B_1、维生素B_2、烟酸等。为提高农村人口的蛋白质摄入量及防止城市中过多消费肉类带来的不利影响，应大力提倡豆类，特别是大豆及其制品的生产和消费。

经常吃适量鱼、禽、蛋、瘦肉，少吃肥肉和荤油　鱼、禽、蛋、瘦肉等动物性食物是优蛋白质、脂溶性维生素和矿物质的良好来源。动物性蛋白质的氨基酸组成更适合人体需要，且赖氨酸含量较高，有利于补充植物蛋白质中赖氨酸的不足。肉类中铁的利用较好，鱼类特别是海产鱼所含不饱和脂肪酸有降低血脂和防止血栓形成的作用。动物肝脏含维生素A极为丰富，还富含维生素B_{12}、叶酸等。但有些内脏如脑、肾等所含胆固醇相当高，对预防心血管系统疾病不利。肥肉和荤油为高能量和高脂肪食物，摄入过多往往会引起肥胖，并是某些慢性病的危险因素，应当少吃。目前猪肉仍是我国居民的主要肉食，猪肉脂肪含量高，应发展瘦肉型猪。鸡、鱼、兔、牛肉等动物性食物含蛋白质较高，脂肪较低，产生的能量远低于猪肉。应大力提倡吃这些食物，适当减少猪肉的消费比例。

吃清淡少盐的膳食　吃清淡膳食有利于健康，即不要太油腻，不要太咸，不要过多的动物性食物和油炸、烟熏食物。目前，城市居民油脂的摄入量越来越高，这样不利于健康。我国居民食盐摄入量过多，建议每人每日食盐用量不超过6g为宜。膳食钠的来源除食盐外还包括酱油、咸菜、味精等高钠食品。

如饮酒应限量　高度酒含能量高，不含其他营养素。无节制地饮酒，会使食欲下降，食物摄入减少，以致发生多种营养素缺乏，严重时还会造成酒精性肝硬化。过量饮酒会增加患高血压、脑卒中等危险，对个人健康和社会安定都是有害的。

吃清洁卫生、不变质的食物　在选购食物时应当选择外观好，没有泥污、杂质，没有变色、变味并符合卫生标准的食物，严把病从口入关。进餐要注意卫生条件，包括进餐环境、餐具和供餐者的健康卫生状况。集体用餐要提倡分餐制，减少疾病传染的机会。三餐分配要合理。一般早、中、晚餐的能量分别占总能量的30%、40%、30%为宜。

高脂血症患者的营养需求

高脂血症的发病与人们的饮食习惯及膳食营养素摄入有直接的关系。在日常生活中可以通过饮食调理来预防某些疾病的发生和发展。高脂血症患者只有合理膳食才能保持血脂的正常。那么合理膳食是指全面而平衡膳食，也就是说能满足机体生理状况、劳动条件及生活环境所需的各种营养素的膳食。对于高脂血症病人来说更要注意膳食平衡。要选择脂肪量低的食物，并要注意食物的花样、品种，合理搭配及科学烹调，才能保持血脂正常及合理营养供给。为了达到合理营养，人们要注意吃以下五大类主要食物：

谷类 谷类是面粉、大米、玉米粉、小麦、高粱等的总和，谷类是中国人的主食，也是膳食中能量的主要来源。在农村中也是膳食中蛋白质的主要来源。谷类主要提供碳水化合物（即糖类）蛋白质和B族维生素，也可提供一定量的无机盐和膳食纤维素。谷类蛋白质含量在8%~15%，脂肪含量很低，热能及碳水化合物含量较高。在我国人民膳食中有60%~70%的热能，50%左右的蛋白质由谷类食物提供，对于摄取量要根据劳动强度、年龄、性别、身高、体重等不同而有所差异。多种谷类混合食用比单吃一种好，特别是以玉米或高粱为主要食物时，应当重视搭配一些其他的谷类或豆类食物，可以起到营养互补的作用。

鱼、肉、蛋类 主要提供动物性蛋白质和一些重要的矿物质和维生素，但它们彼此间也有明显的区别。鱼、虾及其他水产品含脂肪很低，有条件可以多吃一些。肉类包含畜肉、禽肉及动物内脏，这些食物，尤其是猪肉含脂肪比较高，所以不能多吃肉类。蛋类含胆固醇较高，一般高脂血症病人，每周不超过 3 个为好。

奶类和豆类　奶类和豆类是营养丰富，容易消化吸收的一类食物。它含有人体所需的营养成分，它不仅能充分保证初生婴儿的生长发育，而且是老弱病残者的滋补品，尤其钙对人体的作用很难用其他食物代替。豆类食品包含很多品种，含有较高的蛋白质（35%～40%）和脂肪（15%～20%），所有豆类蛋白质的氨基酸组成都比较合理，尤以大豆为佳，其氨基酸组成接近人体需要，而且富含粮食中比较缺乏的赖氨酸，是唯一能代替动物蛋白的植物性食物，与其他食物混合食用可以起到蛋白质互补作用。大豆所含的油脂中，不饱和脂肪酸高达85%（其中亚油酸达50%以上），大豆油的天然抗氧化力较强，所以是较好的食用油。除此以外，大豆还含有B族维生素和脂溶性维生素A、维生素D；还有人体需要的矿物质，高脂血症患者应当选择，有利于降血脂和补钙。

蔬菜水果类　蔬菜水果是维生素、矿物质和膳食纤维的主要来源。尤其是蔬菜，一日三餐不能缺少。蔬菜以新鲜的为好。一般成年人每日应吃500g左右的蔬菜，其中应有50%是绿色蔬菜，25%是红黄色蔬菜，25%是随意选择的蔬菜。蔬菜和水果有许多共性，但蔬菜和水果终究是两类食物，各有优势，不能完全相互代替，一般来说，红、黄、绿色较深的水果含营养素比较丰富，所以应该多选用，水果每日可摄入100～200g为宜。

烹调油类　烹调油主要提供能量，植物油还可以提供维生素E和必需脂肪酸；烹调油包含动物油和植物油两类，无论哪一类均能增加食物的味道，刺激人们的食欲。但过量摄入会使血脂升高，尤其动物油饱和脂肪酸含量高，植物油不饱和脂肪酸含量高，要以植物油为主，每日不超过25g为宜。

如何进行配餐中营养素含量的计算

高脂肪含量的食物　包括动物的脂肪和提炼油、内脏以及橄榄油和棕榈油。含脂肪均较高，每100g含脂肪达50g以上。

中等脂肪含量的食物　如猪的五花肉，羊、鸡、鸭的肉，每100g含脂肪20～30g。

低脂肪含量的食物　如鱼类，黄鱼、白鱼、黄鳝、鲫鱼、带鱼等鱼类和各种虾类，每100g含脂肪10g以下。

含有少量脂肪的食物　如大米、玉米等粮食类，水果、蔬菜等。

高脂血症患者进食量与体力活动是影响体重的两个主要因素。食物提供人体能量，体力活动消耗能量。如果进食量过大而活动量不足，多余的能量就会在体内以脂肪的形式积存即体重增加，久之发胖；相反若食量不足，劳动或运动量过大，可由于能量不足引起消瘦，造成劳动能力下降。所以人们需要保持食量与能量消耗之间的平衡。要根据每个人的劳动性质，选择相应的标准。计算出每天的总热量，分配于三餐。根据食物所含热量值，自由配餐。

极轻度劳动　以坐着为主的工作，如办公室工作，组装或修理收音机、钟表等。每日每千克体重需能量104.5～125.4kJ（25～30kcal），每日的蛋白质总量70g。

轻度劳动　以站着或少量走动为主的工作，如店员售货，化学实验操作，教员讲课打字等。每日每千克体重需能量125.4～146.3kJ（30～35kcal），每日的蛋白质总量80g。

中度劳动　以轻度活动为主的工作，如学生的日常活动，机动车驾驶、电工安装、金工切削等。每日每千克体重需能量146.3～167.2kJ（35～40kcal），每日的蛋白质总量90g。

重度劳动　以较重的活动为主的工作，如非机械化的农业劳动、炼钢、舞蹈、体育运动等每日每千克体重需能量

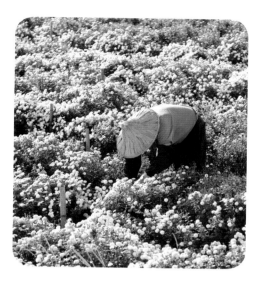

167.2～209.8kJ（40～50kcal），每日的蛋白质总量100g。

极重度劳动　以极重的活动为主的工作，如非机械化的装卸、伐木、采矿、挖路等每日每千克体重需能量209.0kJ（50kcal）以上，每日的蛋白质总量110g以上。

高脂血症患者膳食
如何进行合理烹调

烹调是把经过初加工的基本原料，采用加热和加入调味品的方法，使其成熟，有利人体对营养素的消化与吸收，但在烹调过程中会造成部分营养素的损失。日常生活中，我们不仅要懂得吃什么、怎样吃，还要讲究科学的烹调方法。

主食的烹调　例如米含有灰尘、农药等需要淘洗，淘洗过程中，其所含的水溶性维生素容易溶解而损失，所以要用冷水淘米，避免用流动的水冲泡，也不宜用力搓，淘洗的次数不应过多。而且蒸米饭、

烧米饭比捞米饭要好。

蔬菜的烹调　蔬菜里含有大量的维生素，容易溶解于水，加热、遇碱易分解和破坏而营养价值降低。应该先洗干净后再切，以减少维生素的流失。烹调时避免温度过高。

如何选择有降脂作用的食物

粮食类

燕麦　含有极丰富的亚油酸、维生素E和皂苷素。长期食用可以降低胆固醇，它所含的丰富纤维不易消化，会使人很快就有饱腹的感觉，这样可以减少摄取其他油腻的食品，达到控制体重的目的。

玉米　含有丰富的钙、镁、硒以及卵磷脂、亚油酸、维生素E等，它们均有降低血清胆固醇的作用。同时具有降血压作用。

大豆　大豆及其制品中含有丰富的不饱和脂肪酸、维生素E和磷脂等。三者均可降低血中的胆固醇含量，减轻动脉硬化。大豆及其制品中还含有大豆皂苷（如豆浆煮沸时液面浮起的那层泡沫状物质），这种物质能有效地降低血脂，具有减肥和预防动脉硬化的作用。

番薯　适量食用番薯能预防心血管系统的脂质沉积，预防动脉粥样硬化，使皮下脂肪减少，避免出现过度肥胖。但过多摄入番薯可使进食的总热量增加，糖又转化为脂肪反而不利于降低血脂。

蔬菜类

洋葱　洋葱可预防高脂血和冠心病，还含有能刺激血溶纤维蛋白活性的成分。洋葱也是目前所知道的唯一含前列腺素的植物。前列腺素对人体具有扩张血管、降低外围血管阻力和心脏冠状动脉的阻力，减少钠水潴留等作用。

大蒜 含有大蒜素，可预防动脉粥样硬化、降低血糖和血脂。主要降低血清中胆固醇及甘油三酯，兼有降低血压作用。

茄子 茄子含B族维生素、维生素C、胡萝卜素等，紫色茄子还含维生素P，常食茄子可预防血清中胆固醇水平增高。茄子纤维中含有皂草苷，具有降低血液胆固醇的功效，它与维生素P同用提高微血管弹性，防止血管硬化。

韭菜 含有挥发性精油、硫化合物的混合物以及丰富的纤维素。对高脂血及冠心病患者十分有益。韭菜中还含有较多的胡萝卜素、B族维生素、维生素C、钙、磷、铁等矿物质。

芹菜 除含植物蛋白质、碳水化合物、钙、磷、铁、维生素A、维生素C、烟酸等外，还含有芫荽苷、挥发油、甘露醇、环己六醇等，具有健胃、利尿、降压、镇静作用，热量低，还含丰富的植物纤维，促进肠道胆固醇排泄，减少吸收，降低血脂。

绿豆 夏季清暑佳品，具有降低血脂、保护心脏、防治冠心病的作用。绿豆能有效降低血清胆固醇、甘油三酯、低密度脂蛋白，预防动脉粥样硬化，减少心脑血管病变。

海带 含有大量的不饱和脂肪酸，可清除附着人体血管壁上过多的胆固醇，海带中的食物纤维褐藻酸，能调顺肠胃，促进胆固醇的排泄，控制胆固醇的吸收；海带中钙的含量极为丰富，降低人体对胆固醇的吸收，降低血压。这3种物质协同作用，其降血脂效果更好。

冬菇、木耳 具有显著降低胆固醇，降甘油三酯作用，可以和目前临床上的一些降脂药物相媲美。木耳具有抗凝血作用，可预防和治疗动脉粥样硬化形成。

芦笋 对高脂血、高血压、动脉粥样硬化以及癌症具有良好的预防作用。鲜芦笋含有丰富的胡萝卜素、维生素，此外还有多种维生素，均可调节血脂。

黄豆芽　黄豆本身就是高脂血和动脉硬化患者的有益食物。黄豆生成豆芽后，糖类中的产气因子被破坏，食用后不会产生腹胀等不适感觉，在发芽后有利于营养物质的吸收，调节血脂，防止血脂升高。促进肠道排出食物废渣，减少胆固醇的吸收，从而降低血脂。

果蔬类

生姜　姜内含有类似水杨酸的有机化合物，具有降低血液黏度、防止血液凝固、具有降血脂、降血压、防止血栓形成的作用。

黄瓜　具有清热、解渴、利尿作用。它含的纤维素能促进肠道排出食物废渣，减少胆固醇的吸收，从而降低血脂。

胡萝卜　富含维生素A原，5 种必需氨基酸，十几种酶以及钙、磷、铁、氟、锰、钴等矿物元素和纤维素，这些对防止血脂升高，预防动脉粥样硬化很有好处。胡萝卜中还含有槲皮素、山奈酚等，它能增加冠状动脉血流量、降低血脂、降血压、强心等功能。

蓝莓　在所有蔬果中含有极高的抗氧化剂，可以对抗高脂血引起的动脉硬化，可以预防冠心病抗衰老。

苹果　含极为丰富的果胶，能降低血液中的胆固醇浓度，苹果中的果胶可与其他降胆固醇的物质如维生素C、果糖、镁等结合成新的化合物，

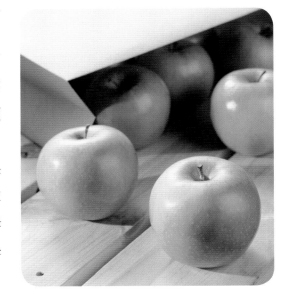

从而加强降血脂作用。每天吃1～2个苹果的人，其血液中的胆固醇含量可降低10%以上。

饮品类

红酒　酿酒用的葡萄皮有丰富的抗氧化剂，降低血脂，减少动脉硬化，但要注意的是，饮用红酒千万不能过量，每周不能超过 3 杯。

牛奶　含有羟基、甲基戊二酸，能减少人体内胆固醇合成酶的活性，减少胆固醇的合成，降低血清中胆固醇的含量。牛奶中含有较多的钙，可降低人体对胆固醇的吸收。

菊花　有降低血脂作用和较平稳的降血压作用。日常生活中在绿茶中放一点菊花，对心脑血管、动脉硬化有很好预防保健作用。

食用油类

花生油　花生油淡黄透明，色泽清亮，气味芬芳，滋味可口，是一种比较容易消化的食用油。花生油含不饱和脂肪酸80%以上（其中含油酸41.2%，亚油酸37.6%）。另外还含有软脂酸、硬脂酸和花生酸等饱和脂肪酸19.9%。

从上述含量来看，花生油的脂肪酸构成是比较好的，易于人体消化吸收。据国外资料介绍，使用花生油，可使人体内胆固醇分解为胆汁酸并排出体外，从而降低血浆中胆固醇的含量。另外，花生油中还含有甾醇、麦胚酚、磷脂、维生素E、胆碱等对人体有益的物质。经常食用花生油，可以防止皮肤衰老，保护血管壁，防止血栓形成，有助于预防动脉硬化和冠心病。花生油中的胆碱，还可改善人脑的记忆力，延缓脑功能衰退。

菜籽油　菜籽油一般呈深黄色或棕色。菜籽油中含花生酸0.4%～1.0%，油酸14%～19%，亚油酸12%～24%，芥酸31%～55%，亚麻酸1%～10%。从营养价值方面看，人体对菜籽油消化吸收率可高达99%，并且有利胆功能。在肝脏处于病理状态下，菜籽油同也能被人体正常代谢。不过菜籽油中缺少亚油酸等人体必需脂肪酸，且其中脂肪酸构成不平衡，所以营养价值比一般植物油低。另外，菜籽油中含有大量芥酸和芥子苷等物质，一般认为这些物质对人体的生长发育不利。如能在食用时与富含有亚油酸的优良食用油配合食用，其营养价值将得到提高。

芝麻油　芝麻油有普通芝麻油和小磨香油，它们都是以芝麻油为原料所制取的油品。从芝麻中提取出的油脂，无论是芝麻油还是小磨香油，其脂肪酸大体含油酸 35%～49.4%，亚油酸37.7%～48.4%，花生酸0.4%～1.2%。芝麻油的消化吸收率达98%。芝麻油中不含对人体有害的成分，而含有特别丰富的维生素E和比较丰富的亚油酸。经常食用芝麻油可调节毛细血管的渗透作用，加强人体组织对氧的吸收能力，改善血液循环，促进性腺发育，延缓衰老保持青春。所以芝麻油是食用品质好，营养价值高的优良食用油。

棉籽油　精炼棉籽油一般呈橙黄色或棕色，脂肪酸中含有棕榈酸21.6%～24.8%，硬脂酸1.9%～2.4%，花生酸0%～0.1%，油酸18.0%～30.7%，亚油酸44.9%～55.0%，精炼后的棉籽油清除了棉酚等有毒物质，可供人食用。棉籽油中含有大量人体必需的脂肪酸，最宜与动物脂肪混合食用，因为棉籽油中亚油酸的含量特别多，能有效抑制血液中胆固醇上升，维护人体的健康。人体对棉籽油的消化吸收率为98%。

葵花籽油　精炼后的葵花籽油呈清亮好看的淡黄色或青黄色，其气味芬芳，滋味醇正。葵花籽油中脂肪酸的构成因气候条件的影响，寒冷地区生产的葵花籽油含油酸 15%左右，亚油酸70%左右；温暖地区生产的葵花籽油含油酸65%左右，亚油酸20%左右。葵花籽油的人体消化率为96.5%，它含有丰富的亚油酸，有显著降低胆固醇，防止血管硬化和预防冠心病的作用。另外，葵花籽油中生理活性最强的α生育酚的含量比一般植物油高。而且亚油酸含量与维生素E含量的比例比较均衡，便于人体吸收利用。所以，葵花籽油是营养价值很高，有益于人体健康的优良食用油。

亚麻油 亚麻籽油又称为胡麻油。亚麻油中含饱和脂肪酸9%～11%，油酸13%～29%，亚油酸15%～30%，亚麻油酸44%～61%。亚麻油有一种特殊的气味，食用品质不如花生油、芝麻油及葵花籽油。另外，由于含有过高的亚麻油酸，储藏稳定性和热稳定性均较差，其营养价值也比亚油酸、油酸为主的食用油低。

红花籽油 红花籽油含饱和脂肪酸6%，油酸21%，亚油酸73%。由于其主要成分是亚油酸，所以营养价值特别高，并能起到防止人体血清胆固醇在血管壁里沉积，防治动脉粥样硬化及心血管疾病的医疗保健效果。在医药工业上红花籽油可用于制造"益寿宁"等防治心血管疾病及高血压、肝硬化等疾病的药品。此外，红花籽油中还含有大量的维生素E、谷维素、甾醇等药用成分，所以被誉为新兴的"健康油"、"健康营养油"。

大豆油 大豆油的色泽较深，有特殊的豆腥味；热稳定性较差，加热时会产生较多的泡沫。大豆油含有较多的亚麻油酸，较易氧化变质并产生"豆臭味"。从食用品质看，大豆油不如芝麻油、葵花籽油、花生油。

从营养价值看，大豆油中含棕榈酸7%～10%，硬脂酸2%～5%，花生酸1%～3%，油酸22%～30%，亚油酸50%～60%，亚麻油酸5%～9%。大豆油的脂肪酸构成较好，它含有丰富的亚油酸，有显著的降低血清胆固醇含量，预防心血管疾病的功效，大豆中还含有多量的维生素E、维生素D以及丰富的卵磷脂，对人体健康均非常有益。另外，大豆油的人体消化吸收率高达98%，所以大豆油也是一种营养价值很高的优良食用油。

专家建议，植物油的每天食用量控制在23g左右较为合理，即使橄榄油也要保持在25～30g。

大豆油、玉米油、芝麻油、棉籽油、红花油、葵花籽油，这些油中多不饱和脂肪酸含量较高，它们可以降低血胆固醇水平。一些海鱼中也含有丰富的多不饱和脂肪酸，适合于高脂血症患者食用。高胆固醇血症和冠心病患者应选用富含多不饱和脂肪酸的植物油。另外花生油、菜油和橄榄油，这些油中单不饱和脂肪酸含量较高，它们不会改变血胆固醇水平。

其他类

鸡蛋　鸡蛋黄中含有的卵磷脂，可使血清中胆固醇和脂肪乳化为极细的颗粒，降低血清中胆固醇的浓度。另外能使人体血中胆固醇和脂肪保持悬浮状态，不易在血管壁上沉积，预防动脉硬化。但不宜多吃，建议每天吃1个鸡蛋为宜（指血脂正常者）。

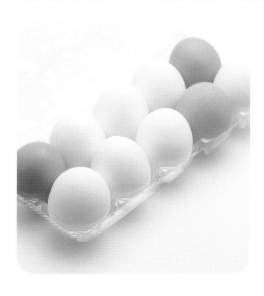

鱼　含有人体必需的多种不饱和脂肪酸而且脂肪含量少，降血脂的作用是植物油2～5倍，对老年人的心血管有良好的保健作用。

坚果　可以提高高密度脂蛋白，这种脂蛋白能够降低血液中的三酰酸甘油，可以预防动脉粥样硬化性心脏病。花生或杏仁等也是比较好的降脂食物。

食物搭配的禁忌

一日食谱举例

萝卜	严禁与橘子同食，忌何首乌、地黄、人参
红薯、白薯、山芋	忌与柿子、香蕉同食
韭菜	忌与菠菜、蜜、牛肉同食
小白菜	忌兔肉
香蕉	忌白术、牡丹皮
茄子	忌与黑鱼、蟹同食
南瓜	忌与羊肉同食
花生	忌蕨菜
银杏叶	忌鱼
山楂、石榴、木瓜、葡萄	不宜与海鲜鱼类同食，服人参者忌用
芒果	不可与大蒜等辛辣物同食
牛肉	不可与鱼肉同煮，不可与栗子、蜜同食
鸡肉	忌与鲤鱼、狗肉、虾同食

如何进行各种食物的搭配

各种食物合理的搭配才能保证营养，又能防止肥胖，结合实际生活情况，可以归纳为两句话、十个字："一二三四五，红黄绿白黑"，具体如下：

"一"指每日饮1袋脱脂牛奶，内含钙250mg，可以有效补充我国膳食中钙摄入量普遍偏低的情况。

"二"指每日摄入碳水化合物250～350g，即相当于主食250～350克，可依个人胖瘦情况而适量增减。

"三"指每日进食3～4份高蛋白食物，每份指：瘦肉50g或鸡蛋50g（1个），或豆腐100g，或鸡、鸭肉100g或鱼、虾100g。以鱼类、豆类蛋白较好。

"四"指四句话：有粗有细（粗细粮搭配）；不甜不咸（每日食盐量6～7g）；三四五顿（指在总量控制下，分餐次数多，有利于防治糖尿病、高脂血症）；七八分饱。

"五"指每日500g新鲜蔬菜及水果，是预防高脂血症的有效措施。当然，配餐时可再用适量烹调油、干果及调味品等。

红：若无禁忌证，每日可饮红葡萄酒50～100mL，有助于升高高密度脂蛋白及活血化瘀，预防动脉粥样硬化。

黄：指黄色蔬菜如胡萝卜、红薯、南瓜、番茄等，内含丰富的胡萝卜素，对儿童及成人均有重要的提高免疫力作用，可减少感染，预防肿瘤等疾病。

绿：指绿茶及深绿色蔬菜。绿茶有明显的抗肿瘤、抗感染作用。又能调适身心，神清气爽。

白：指燕麦粉或燕麦片，每日50g燕麦片，可使平均每100mL血胆固醇下降39mg、甘油三酯下降79mg，对糖尿病患者效果更显著。

黑：指黑木耳。研究指出黑木耳每日5～15g能显著降低血黏度。

高脂血症患者禁忌

忌吃过饱　饱餐后胃肠道内过多的食物会使血液集中在胃肠道，心脑的血流会减少，易发生脑梗死、心绞痛和心肌梗死。

忌喝咖啡　咖啡有升高血脂的作用。

忌酗酒　饮酒后血压迅速升高，可导致脑卒中和猝死。

忌吃螃蟹　螃蟹含胆固醇最高（每100g 螃蟹肉含有胆固醇235mg，而100g 蟹黄中含胆固醇400mg），食用后血液中胆固醇升高。

忌吃人参　人参含有对抗脂肪分解的物质，增加了对高血压、动脉硬化、高脂血的不利因素。

忌大量吸烟　烟中含有的尼古丁可使血管收缩，血压升高。

忌多饮可乐饮料　因含有咖啡因易引起血管痉挛导致心肌供血不足，引发心绞痛。

忌枕头太高　头部垫得过高，颈部肌肉和韧带过度牵拉，挤压颈部血管，造成脑动脉供血不足。

忌服大量安眠药、降压药及血管扩张药　因这些药会使血流减慢，血液黏稠度增加，导致脑动脉供血不足。

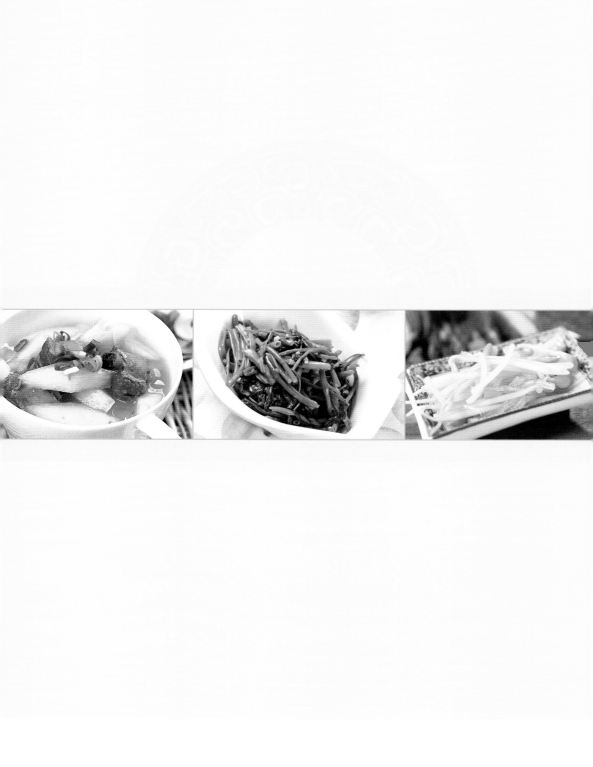

Part 6

高脂血症的常规配餐

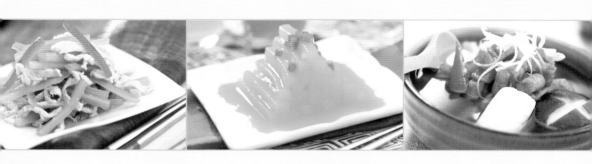

　　饮食上要强调个体化，根据脑梗死的不同时期和个体的不同情况来配餐。春季配餐要适当地注意到肝脏当令的生理特点；夏季配餐清凉为主，及时补充水分；秋季配餐宜选用滋养、润燥的食品；冬季配餐以"温补"为主。

春季配餐

春天气温变化较大，细菌、病毒等微生物开始繁殖，容易侵犯人体而致病，所以，在饮食上应摄取足够的维生素和无机盐，宜多吃新鲜蔬菜和水果，以免造成营养失调、抵抗力下降。早春阴寒渐退，阳气开始升发，可适当吃些葱、姜、蒜、韭菜、芥末，不仅能祛散阴寒，助春阳升发，还具有杀菌防病的功效。仲春时节肝气随万物升发而偏于亢盛。唐代药王孙思邈曾讲："春日宜省酸增甘，以养脾气。"此时可适当进食大枣、蜂蜜、锅巴之类滋补脾胃的食物，少吃过酸或油腻等不易消化的食物。应选择如荠菜、马齿苋、鱼腥草、蕨菜、竹笋、香椿等；晚春气温日渐升高，此时应以清淡饮食为主，适当进食优质蛋白类食物及蔬菜和水果之外，可饮用绿豆汤、赤豆汤、酸梅汤以及绿茶，防止体内积热。不宜进食羊肉、狗肉、麻辣火锅以及辣椒、花椒、胡椒等辛辣食物，以防促发疮痈疖肿等疾病。

春季一周食谱

	早 餐	午 餐	晚 餐	睡前水果
星期一	脱脂牛奶250g 玉米发糕（玉米面100g） 鸡蛋50g	米饭（大米100g） 炒油菜（油菜150g） 牛肉炖萝卜（牛肉100g 萝卜200g）	面食（面粉100g） 猪肉炒蒜苗（猪肉50g 蒜苗100g） 紫菜汤（紫菜15g）	苹果150g
星期二	豆浆200g 花卷（面粉100g） 肉丝拉皮（肉丝25g 拉皮50g）	面食（面粉100g） 白菜豆腐（白菜100g 豆腐100g） 香辣肉丝150g（肉丝50g）	米饭（大米100g） 猪肉炒黄豆芽（猪肉50g 黄豆芽100g） 凉拌蕨菜（蕨菜100g）	香蕉150g

续表

	早　餐	午　餐	晚　餐	睡前水果
星期三	豆奶200g 面包（面粉100g） 香肠50g	米饭（大米100g） 猪肉炖粉条（猪肉50g　粉条100g） 凉拌海带丝（海带丝100g）	面食（面粉100g） 盐水煮虾（虾75g） 木须柿子汤（鸡蛋50g　柿子100g）	西瓜150g
星期四	小米粥（小米50g） 馒头（面粉50g） 煎鸡蛋（鸡蛋50g）	面食（面粉100g） 肉炒绿豆芽（猪肉50g　豆芽100g） 清蒸鱼150g	米饭（大米100g） 家鸡炖蘑菇（鸡肉100g　蘑菇100g） 素炒芹菜150g	香梨150g
星期五	豆腐脑100g 油条100g 小咸菜50g	米饭（大米100g） 红烧小晶鱼（小晶鱼100g） 素炒油菜（油菜150g）	面食（面粉100g） 熘炒肝尖（牛肝75g） 炒白菜片木耳（白菜150g　木耳50g）	蛇果150g
星期六	脱脂牛奶250mL 豆包（面粉100g豆沙50g） 鸡蛋50g	面食（面粉100g） 烧菜花（猪肉50g菜花150g） 泡菜50g	米饭（大米100g） 水煮肉片（猪肉片100g） 凉拌黄瓜（黄瓜150g）	芒果150g
星期日	脱脂牛奶250mL 面包（面粉100g）	米饭（大米100g） 鸡块炖板栗（鸡肉75g　板栗50g） 凉拌菜100g	面食（面粉100g） 鳕鱼炖豆腐（鳕鱼100g　豆腐100g） 炝拌芹菜150g	苹果梨150g

上述食谱平均每天提供的主要营养素：能量8368kJ（1825kcal），碳水化合物260g，蛋白质80g，脂肪30g，碘150μg，铁12mg，钙800mg，植物油25g，胆固醇<300mg。

替换食谱

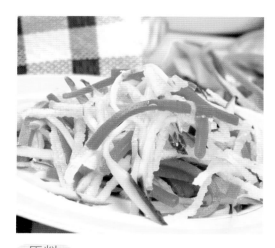

黄瓜拌梨丝 凉菜

< 制作 >

1. 白梨洗净，去皮、核，切成细丝，放入凉开水中浸泡。

2. 黄瓜洗净，切去两头，与山楂糕均切成细丝。

3. 将梨丝码入盘中，再放入山楂糕、黄瓜丝，加入白糖拌匀即可。

< 原料 >

白梨100g，山楂糕50g，黄瓜50g，白糖1大匙。

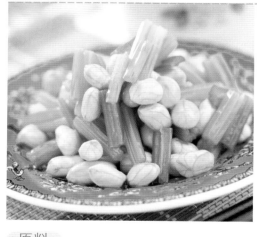

花生仁拌芹菜 凉菜

< 制作 >

1. 锅内放入少量植物油，烧热后放入花生米，炸酥时捞出，去掉膜皮。将芹菜去根叶，洗净，切长段，放开水烫一下捞出，用凉水过凉，控净水分。

2. 把芹菜成圈状均匀地码放在盘子边上，再把花生仁堆在芹菜圈中。将酱油、精盐、味精、花椒油放在小碗内调好，浇在芹菜上即成。

< 原料 >

芹菜50g，花生米50g，植物油、花椒油、酱油、精盐、味精各适量。

素芹莲藕片 凉菜

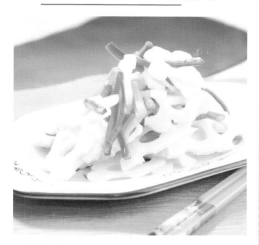

<原料>

嫩莲藕100g，芹菜30g，红甜椒5g，香油2/5小匙，精盐适量，白糖2/5小匙，醋、味精各少许。

<制作>

1.把嫩莲藕洗净，切薄片；芹菜切段；红甜椒切丝。

2.锅里放清水烧开，下莲藕片，焯2分钟，捞出。

3.另加清水烧开，下芹菜、红甜椒，焯约半分钟捞出。

4.把莲藕片放入大瓷碗中，加芹菜、红甜椒，再加醋、精盐、白糖、味精，淋入香油，即可。

酸辣瓜条 凉菜

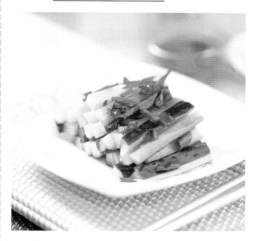

<原料>

嫩黄瓜100g，红干椒末5g，姜末5g，香油1/3小匙，醋4小匙，白糖1大匙，植物油适量。

<制作>

1.把黄瓜洗净，切条，放入大瓷碗内，加精盐拌匀，腌渍10分钟左右，沥水，加姜末拌匀。

2.锅里放入植物油烧热（约150℃），离火，倒入红干椒末炒匀、炸香，出锅倒入碗内，再加入香油调匀，凉凉，倒入黄瓜条中拌匀。

3.把醋、白糖放入碗内调匀，再倒入黄瓜条中拌匀即可。

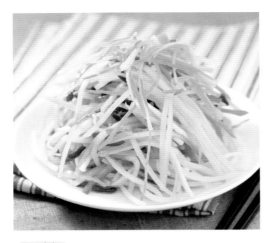

黄瓜拌绿豆芽 凉菜

< 制作 >

1.把黄瓜、胡萝卜、红辣椒、木耳均切丝；金针菇、绿豆芽分别洗净；蒜剁成末。

2.锅里加清水，加精盐、植物油，烧开，下木耳、胡萝卜、绿豆芽，用大火烧开，下金针菇、红辣椒烧开，捞出，沥水。

3.把上述原料放入碗中，加黄瓜丝、蒜末、醋、精盐、味精等，淋入香油，拌匀即可。

< 原料 >

黄瓜150g，绿豆芽、金针菇、红辣椒、胡萝卜、木耳各50g，蒜、香油、醋、精盐、植物油、味精、白糖各适量。

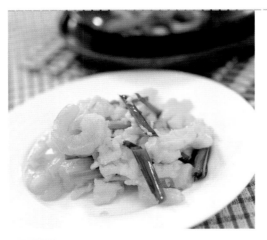

虾仁韭菜 素菜

< 制作 >

1.将虾仁洗净，去除沙线；鸡蛋磕入碗中，加入精盐、米醋，放入韭菜拌匀。

2.锅中留底油烧热，下入韭菜鸡蛋液烘熟，出锅装盘。

3.锅中加油烧热，放入虾仁、葱、姜、蒜煸炒一下，再加入精盐、白糖、酱油、米醋、香油调成汁，浇在烘蛋上即成。

< 原料 >

鸡蛋50g，虾仁、韭菜各50g，葱、姜、蒜、精盐、白糖、酱油、米醋、香油、淀粉、植物油各适量。

三色豆腐羹 素菜

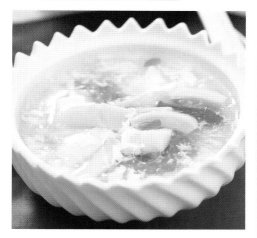

<原料>

嫩豆腐1盒，熟鸡血、鲜蘑、鸡蛋各50g，姜丝、精盐、鸡粉各适量，猪骨汤5杯，水淀粉、植物油各1大匙。

<制作>

1.熟鸡血切小块，蘑菇切丁，盒豆腐切小块，在沸水锅中焯一下捞出。鸡蛋打散在锅中做成蛋皮后，也切成丁状。

2.炒锅上火，放入适量植物油烧热，先投入姜丝略煸一下，然后放入猪骨汤（也可用清水），再依次放入上述原料续烧片刻，再加入鸡粉勾芡出锅。

锦上添花 素菜

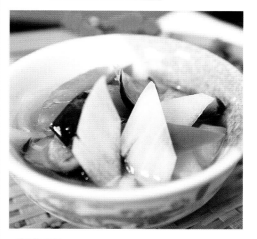

<原料>

胡萝卜60g，冬笋、藕、菜梗、大蒜、蘑菇各20g，鸡蛋50g，葱、姜、植物油、盐、味精各适量。

<制作>

1.胡萝卜、冬笋、藕、大蒜分别切片，放盐、味精渍3分钟；葱、姜切末，蘑菇切片，鸡蛋摊成蛋皮，切丝，菜梗切片。

2.炒锅上火，放植物油烧热，投入葱、姜煸炒，然后将渍好的胡萝卜、冬笋、藕、大蒜和菜梗入锅翻炒，加蘑菇，放入盐，加一点清水，烧片刻，放入味精勾芡出锅，盘中央撒上蛋皮丝即成。

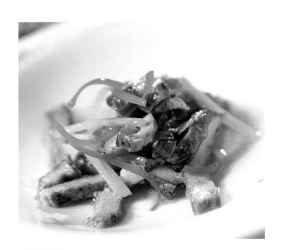

素炒芹菜香干 素菜

< 制作 >

1.将香干切粗丝；芹菜择洗干净，切成段；红椒去蒂、去籽，洗净，切成丝。

2.锅中加植物油烧热，放入葱末、姜末、蒜末煸出香味，再放入芹菜、香干、红椒略炒。

3.然后加入精盐、红油、味精翻炒至入味，淋入明油，撒上香菜末，出锅装盘即可。

< 原料 >

香干50g，芹菜100g，香菜末15g，红椒1个，葱末、姜末、蒜末、精盐、味精、红油、植物油各适量。

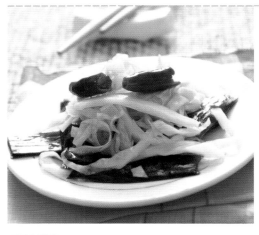

炒酸大头菜 素菜

< 制作 >

1.将青蒜、红干椒、大头菜洗净，均切4cm长的细丝备用。

2.锅置旺火上，加入色拉油烧至七成热，先放入红干椒丝炒香，再放入大头菜丝炒至入味，然后放入青蒜丝、味精、香油翻炒均匀，出锅装盘即可。

< 原料 >

酸大头菜150g，青蒜10g，红干椒8g，味精少许，香油2小匙，色拉油少许。

干烧竹笋鸡块 荤菜

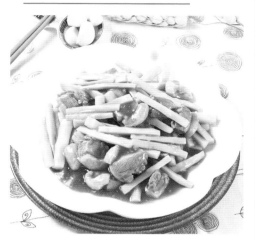

<原料>

水发竹笋150g，鸡肉100g，葱、姜、鸡精、料酒、精盐、高汤、油各适量。

<制作>

1.将竹笋洗净切条，鸡肉切块。

2.在锅内放入油加热，放入葱、姜煸炒出香味，再把鸡块放入，烹入料酒、精盐、鸡精，加入高汤，用小火慢烧，至鸡肉烧熟，下竹笋，放入香油，收汁起锅装盘即可。

木耳熘黑鱼片 荤菜

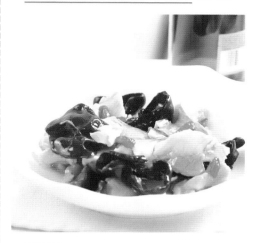

<原料>

黑鱼100g，鸡蛋清1个，黑木耳、枸杞子、香菜、姜末、精盐、白糖、淀粉、香糟卤、植物油各适量。

<制作>

1.黑鱼肉切片，加姜末、精盐、白糖、淀粉和鸡蛋清，腌渍入味；黑木耳撕成朵，入沸水焯烫，捞出；枸杞子、香菜分别洗净。

2.净锅加清水烧沸，放鱼肉片烫至熟嫩，捞出。

3.待植物油烧至六成热，下姜末煸炒，加枸杞子、香糟卤、精盐、白糖熬至浓稠，出锅淋在鱼片上，再放上香菜，上桌即可。

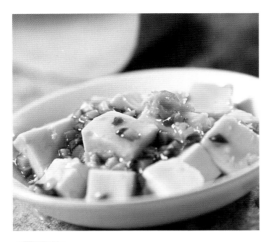

<原料>

番茄100g，瘦肉50g，豆腐1盒，马铃薯、清油、食盐、味精各适量。

番茄肉末蒸豆腐 荤菜

<制作>

1.先将豆腐切成小块在沸水锅中焯一下捞出，放入大碗内，上面撒上一点盐。

2.马铃薯切成丝入沸水锅焯一下，放在豆腐上面；瘦肉斩成肉末后放在马铃薯上面；再在上面放入番茄块；再加一点盐、清油；用旺火蒸约10分钟取出，放入味精拌一下，即可。

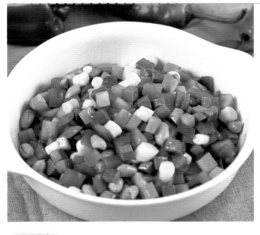

<原料>

猪肉、鸡肉、香干、熟猪肚、黄瓜、冬笋各25g，虾仁、青豆、郫县豆瓣、姜、蒜、精盐、白糖、料酒、味精、湿淀粉、油各适量。

八宝辣丁 荤菜

<制作>

1.将猪肉、鸡肉、香干、熟猪肚、黄瓜、冬笋均切丁。锅中放油加热，将肉丁、鸡丁、香干、肚丁、冬笋炒一下捞出。虾仁、青豆用开水焯烫备用。

2.锅留底油，放入郫县豆瓣、姜、蒜煸炒，将各种丁放入锅内加精盐、白糖、料酒，待汁快干时用湿淀粉勾芡加味精装盘即可。

苦瓜焖鸡翅 荤菜

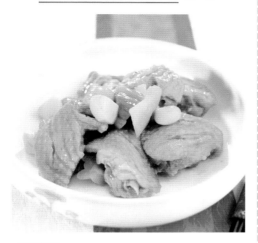

<原料>

苦瓜100g，鸡中翅2只，红椒1个，花生油、老抽王、精盐、味精、白糖、蚝油、湿淀粉、麻油、生姜、蒜粒各适量。

<制作>

1.苦瓜切块，鸡翅洗净，用开水烫至硬身，涂上少许老抽王，红椒去籽切圆圈，生姜去皮切片。

2.将鸡翅入热油锅炸至金黄至熟，捞起沥油。锅内留油放入生姜、蒜粒、苦瓜稍炒，加鸡翅、红椒，注入清汤，加入精盐、白糖、蚝油、老抽王，用火焖透，下湿淀粉勾芡，淋入麻油即可。

腐竹白果猪肚汤 汤菜

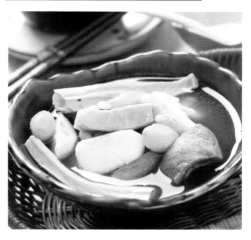

<原料>

猪肚50g，腐竹60g，白果30g，薏米20g，马蹄6个，食盐适量。

<制作>

1.把猪肚翻转过来，用盐、淀粉搓擦，然后用水冲洗，反复几次。

2.马蹄去皮洗净；腐竹、白果、薏米洗净。

3.煲内注入适量清水煮沸，放入全部材料，煮沸后改文火煲2小时，加盐调味即可。

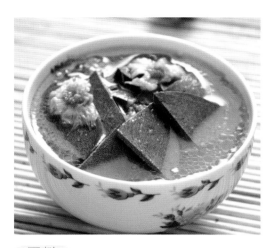

菊花猪肝汤 <汤菜>

<制作>

1.将猪肝洗净，切成薄片，加入绍酒、色拉油腌10分钟；鲜菊花洗净，取花瓣备用。

2.锅中加入适量清水，先放入菊花略煮片刻，再放入猪肝煮约20分钟，然后加入精盐调好口味，出锅装碗即可。

<原料>

猪肝50g，鲜菊花5朵，精盐、绍酒、色拉油适量。

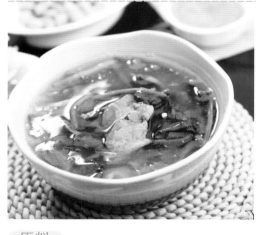

猪肝菠菜汤 <汤菜>

<制作>

1.把猪肝切成小薄片；菠菜切成2cm长的段。

2.锅内加入清汤，煮沸后把猪肝、菠菜倒入，加入精盐、味精、花椒水，待汤再沸时，将猪肝、菠菜捞在汤盆内，撇净汤内浮沫，淋上香油，浇在汤盆内即成。

<原料>

猪肝50g，菠菜100g，清汤、香油、精盐、味精、花椒水各适量。

牛肉南瓜汤 汤菜

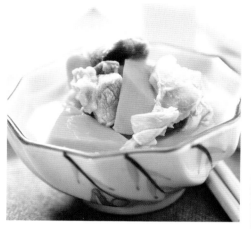

< 原料 >

牛肉100g，南瓜100g，姜片、生抽、白糖、淀粉、花生油、胡椒粉、盐各适量。

< 制作 >

1.南瓜去皮、去核，洗净切小块。牛肉洗净切小片，加腌料腌10分钟，放入滚水中烫至半熟捞起，沥干水。

2.将适量水放入煲内，再放入姜片和南瓜，煲制15分钟。待南瓜熟烂后下牛肉，开锅后下调料即成。

三鲜汤 汤菜

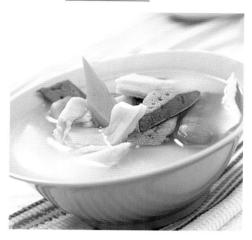

< 原料 >

猪肉25g，猪肝25g，鸡蛋50g，小白菜100g，姜2g，鸡精1g，精盐4g，葱白25g，水淀粉10g，开水750g，植物油25g。

< 制作 >

1.先将猪肉、猪肝分别切片，鸡蛋调散，葱白切成段，姜切片，小白菜择洗净；将炒锅置旺火上，下油烧至七成热时倒入蛋液煎至金黄色，用锅铲切成小块起锅。

2.锅中放开水，下猪肉、猪肝、姜片，煮沸后放入鸡蛋块、小白菜略煮，下入鸡精、精盐起锅即成。

夏季配餐

夏季气温高，胃肠功能易受影响，由于大量排汗，还容易造成体内水盐代谢失调和多种维生素缺乏。再加上气候炎热干扰体内正常的内分泌功能，所以，夏季常会发生所谓的"苦夏"，在饮食安排上要保证供给充足的蛋白质，多吃蔬菜与水果，饭菜应易消化。可以选择蚕豆、菜花、黄瓜、梅子、枇杷、樱桃、刀鱼、鲍鱼、银鱼。多食用清热解暑的食物，如绿豆、西瓜、苦瓜、冬瓜等。俗话常说："夏日吃点苦，消心又解暑。"

夏季一周食谱

	早 餐	午 餐	晚 餐	睡前水果
星期一	脱脂牛奶250g 馒头（面粉100g） 拌小菜50g	米饭（大米100g） 木须黄瓜（鸡蛋50g 黄瓜100g） 炒肉茄子丝（猪肉50g 茄子150g）	面食（面粉100g） 糖拌番茄（番茄150g） 红烧牛肉（牛肉100g）	草莓150g
星期二	豆浆200g 花卷（面粉100g） 酱牛肉（牛肉50g）	面食（面粉100g） 猪肉炒苦瓜（猪肉50g 苦瓜100g） 炝拌黄瓜150g	米饭（大米100g） 炒肉绿豆芽（猪肉50g 豆芽100g） 时令蔬菜150g	西瓜150g
星期三	豆奶200g 面包（面粉100g） 香肠50g	米饭（大米100g） 冬瓜汤（冬瓜150g） 青椒肉段（青椒50g 猪肉100g）	面食（面粉100g） 烧茄子（茄子250g） 辣炒小河虾（小河虾75g）	鲜桃150g
星期四	粥（小米50g） 豆包（面粉50g 红豆50g） 煎鸡蛋（鸡蛋50g）	面食（面粉100g） 肉炒杂蘑（猪肉50g 杂蘑150g） 蚕豆50g	米饭（大米100g） 红烧骨排（猪排骨100g） 地三鲜（马铃薯50g 茄子50g 青椒50g）	杏150g

续表

	早　餐	午　餐	晚　餐	睡前水果
星期五	豆腐脑100g 糕点（面粉75g） 酱肉50g	米饭（大米100g） 牛肉炖柿子（牛肉100g 柿子100g） 炒菜花（菜花100g）	花卷（面粉100g） 青椒马铃薯丝（青椒50g 马铃薯丝100g） 羊肉小白菜汤（羊肉50g 小白菜100g）	桃子150g
星期六	麦片汤（麦片50g） 包子（面粉50g 蔬菜50g） 咸鸭蛋25g	面食（面粉100g） 炒肉苦瓜（肉50g 苦瓜100g） 菠菜汤（菠菜100g）	米饭（大米100g） 大蒜烧鸡心（鸡心100g 大蒜25g） 炒三丝（马铃薯丝50g 胡萝卜丝50g 芹菜丝50g）	樱桃150g
星期日	馄饨（面粉50g） 玉米面发糕（玉米面75g） 拌小咸菜50g	米饭（大米50g） 蒸地瓜（地瓜100g） 银鱼汤100g（银鱼50g）	面食（面粉100g） 凉拌苦瓜（苦瓜100g） 红烧刀鱼100g	香瓜150g

上述食谱平均每天提供的主要营养素：能量7950kJ（1750kcal），碳水化合物260g，蛋白质80g，脂肪25g，碘150μg，铁12mg，钙800mg，植物油25g，胆固醇小于300mg。

替换食谱

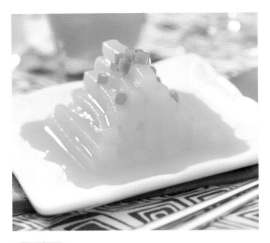

爽口冬瓜条 凉菜

< 制作 >

1.将冬瓜去外皮、去瓤，用清水洗净，切条，入沸水锅中汆至断生，捞出放入冷沸水中漂凉。

2.将橙汁、精盐、白糖和蜂蜜放容器内搅拌均匀成味汁，放入冬瓜条腌泡至上色，食用时取出，码放在盘内，再淋上少许味汁即成。

< 原料 >

冬瓜150g，精盐少许，橙汁2大匙，白糖少许，蜂蜜1大匙。

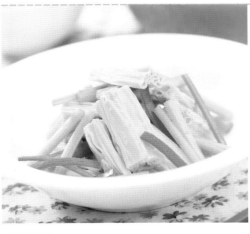

芹菜拌腐竹 凉菜

< 制作 >

1.腐竹洗净，切成3cm长的段，再放入沸水锅中焯煮3分钟，捞出过凉，挤干水分。

2.芹菜择洗干净，切成3cm长的段。

3.将腐竹段放入大碗中，加入姜末、精盐、味精、辣椒油、香油调拌均匀，再放入芹菜段拌匀即可。

< 原料 >

水发腐竹100g，芹菜50g，姜末5g，精盐、味精各1小匙，辣椒油、香油各1大匙。

松花蛋拌豆腐 凉菜

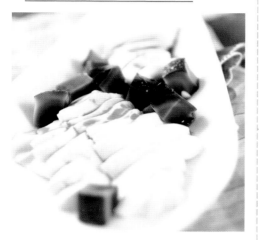

< 原料 >

豆腐(盒装内酯豆腐)半盒，松花蛋1个，精盐、味精、海鲜酱油、白糖、花椒油、红油各适量。

< 制作 >

1.将嫩豆腐原样放入盘中，横切片，竖切丝,让豆腐开花；松花蛋洗净，切成丁，置于豆腐中央备用。

2.将精盐、味精、酱油、白糖、花椒油放入碗中调匀成汁，浇在豆腐上，再淋入红油即可。

海米拌黄瓜 凉菜

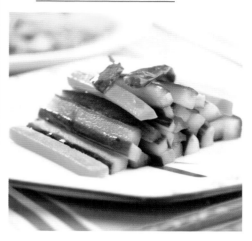

< 原料 >

鲜嫩黄瓜150g，花椒10粒，红干椒段10g，精盐1小匙，味精1/2小匙，植物油适量。

< 制作 >

1.黄瓜去蒂、洗净，切成段，用刀尖把黄瓜瓤去掉，再切成小条，放入盘中，加入精盐拌匀。

2.锅置火上，加入植物油烧热，下入红干椒段、花椒炒出香味。

3.再放入黄瓜条，加入味精炝炒均匀，盛入盘中凉凉即可。

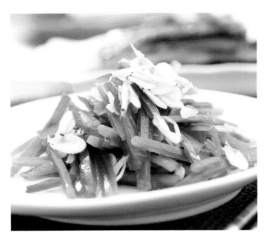

Part 6 高脂血症的常规配餐

海米拌双椒 凉菜

<制作>

1.海米洗净用水泡上，加入绍酒，入蒸笼蒸10分钟，拿出倒净水，蒜切成粒。

2.烧锅下油，放青椒、红椒，炒至外皮变成白色时倒出，冲凉水剥去皮和籽切丝，放入盘内，加入蒜粒、蒸好的虾米，调入精盐、味精、香油、生抽王，拌匀即可。

<原料>

干虾米15g，青椒100g，红椒1个，大蒜、色拉油、精盐、香油、味精、绍酒、生抽王各适量。

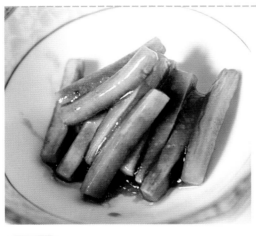

鱼香苦瓜 素菜

<制作>

1.将苦瓜切丝，入开水锅焯烫，捞出投凉；红辣椒切丝，焯烫，投凉待用。

2.炒锅上火，加入约2汤匙油烧至五成热，下葱丝、姜丝、蒜末炒出香味，再下豆瓣酱煸出红油后加入酱油、白糖、醋炒匀，盛出凉凉制成调味汁。苦瓜丝、辣椒丝放入盘内，淋上调味汁、香油，拌匀即可。

<原料>

苦瓜150g，豆瓣酱、葱丝、姜丝、蒜末、红辣椒、香油、酱油、白糖、醋各适量。

乳椒空心菜 素菜

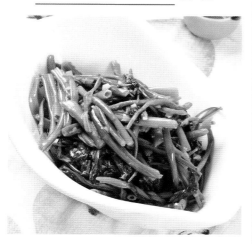

< 原料 >

空心菜100g，白豆腐乳10g，大蒜、精盐、味精、香油各少许，色拉油适量。

< 制作 >

1.将空心菜洗净，切小段；将白豆腐乳放入小碗中，用小匙按压成泥，加适量水调成调味汁；大蒜切成末。

2.坐锅点火，加色拉油烧热，下蒜炒香，放入空心菜稍炒片刻，加精盐和调匀的腐乳汁，快速炒匀入味，加入味精，淋上香油炒匀，出锅装盘即可。

什锦鲜蔬 素菜

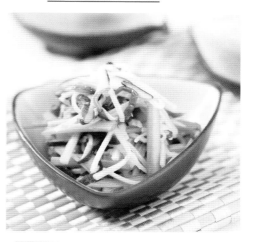

< 原料 >

冬菇50g，金针菇50g，榛蘑50g，西芹100g，蚝油、水淀粉、葱段各适量。

< 制作 >

1.西芹洗净切丝，冬菇、金针菇、榛蘑洗净备用。

2.锅中加水烧热，放入以上原料焯一下，捞出后放冷水中浸泡备用。

3.油烧热后放葱段炝锅，再倒入蚝油和原料中火煸炒，如干锅可放少许水，再放入水淀粉勾芡炒匀即可。

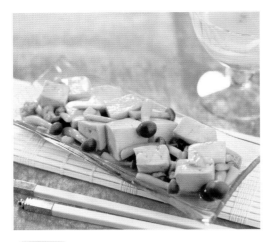

<原料>

豆腐150g，蟹味菇100g，青蒜2棵，高汤3/4杯，姜、酱油、糖、香油、淀粉各适量，植物油少许。

豆腐煮蟹味菇 素 菜

<制作>

1.豆腐切约2cm宽方块，青蒜切刀斜段，蟹味菇洗净。

2.油烧热，下入姜炒松，入蒜白炒香，加入豆腐及高汤、酱油、糖、香油。

3.煮滚后改小火焖煮5分钟再入蟹味菇、蒜青，并以淀粉、水勾芡即可。

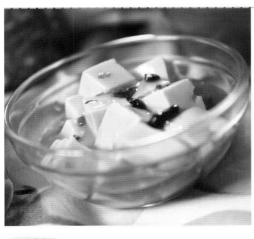

<原料>

雪菜50g，嫩豆腐150g，枸杞、味精、姜、白糖、精盐、湿淀粉、熟鸡油各适量。

雪菜烧豆腐 素 菜

<制作>

1.雪菜切碎洗净，豆腐切成小块，枸杞泡透。锅内加水烧开，放入雪菜，烫熟捞起，用凉水冲透抓干水分。

2.另烧锅下油，放入姜，注入清汤，下豆腐，用中火烧开，下雪菜、枸杞，调精盐、味精、白糖烧透，用湿淀粉勾芡，淋入熟鸡油，出锅即可。

山药烧排骨 荤菜

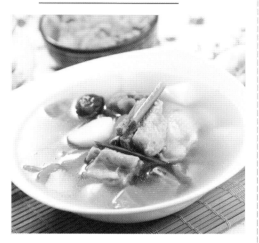

<原料>

猪排骨100g，山药50g，精盐、味精、葱、姜、桂皮、丁香、花椒、料酒、胡椒粉各适量。

<制作>

1.将排骨切成小块，用开水焯一下，捞出。山药洗净削皮，切成滚刀块。

2.锅中放油加热，下白糖炒成糖色，放入排骨煸炒均匀，加入葱、姜、桂皮、丁香、花椒、料酒、味精、胡椒粉，用小火将排骨烧至八成熟时，下入山药，烧至入味，勾芡出锅即可。

鱼香肉丝 荤菜

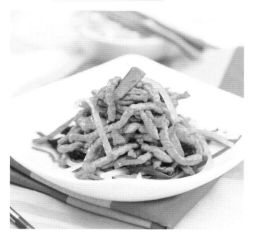

<原料>

猪腿肉50g，冬笋50g，水发黑木耳50g，精盐、白糖、酱油、醋、泡红辣椒、葱花、蒜粒、姜粒、湿淀粉、色拉油各适量。

<制作>

1.将猪肉切丝，加盐、湿淀粉拌匀。泡红辣剁成茸，冬笋、黑木耳切成丝。用白糖、盐、酱油、醋、湿淀粉制成对汁芡。

2.炒锅置旺火上，下色拉油烧热，放入肉丝炒散，加入泡辣椒、姜粒、蒜粒炒香上色，下冬笋、黑木耳、葱花炒匀，用对汁芡勾芡，淋油起锅即可。

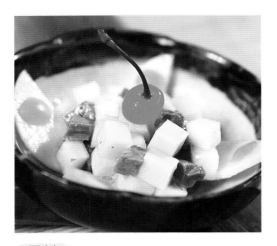

桃梨焖牛肉丁 荤菜

< 制作 >

1.将牛肉切丁；桃子、生梨切片，番茄切丁，马铃薯切滚刀块；葡萄干洗净。

2.待油温六成时，放葱炒至微黄，放牛肉丁煎至上色，加番茄丁稍炒，加水，用大火煮沸，放桃子、生梨、马铃薯焖熟后，加精盐、胡椒粉、葡萄干调味即可。

< 原料 >

牛腿肉100g，桃子、生梨、葡萄干、马铃薯、番茄各少许，食油、葱末、精盐、胡椒粉各适量。

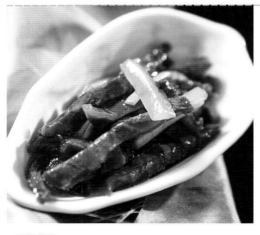

芹菜牛肉丝 荤菜

< 制作 >

1.碗中放味精、酱油、鲜汤、水淀粉调成味汁。

2.牛里脊肉洗净，改刀切成丝；蒜苗洗净，斜切成小段；芹菜择洗干净，切成小段。

3.锅中加油烧热，放入牛肉丝炒至断生，加入姜丝、豆瓣炒香，加入蒜苗、芹菜翻炒片刻，倒入味汁炒匀，出锅盛盘，撒上花椒粉即可。

< 原料 >

牛里脊肉100g，芹菜100g，绍酒、味精、酱油、芝麻油、姜丝、豆瓣、蒜苗、花椒粉、鲜汤、精盐、水淀粉各适量。

蒜苗牛心顶 荤菜

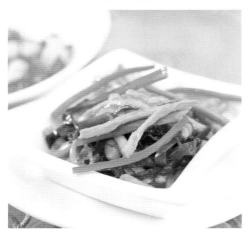

<原料>

牛腿肉100g，蒜苗段100g，木耳丝、红尖椒丝各20g，葱末、姜末、精盐、白糖、酱油、香醋、料酒、香油、水淀粉各适量。

<制作>

1.牛腿肉切丝，放入碗中，加入水淀粉拌匀，再入油锅滑透，捞出沥油；酱油、香醋、料酒、白糖、精盐、香油和水淀粉拌匀成味汁。

2.锅中加油烧热，爆香葱末、姜末，再放入牛肉、蒜苗、尖椒和木耳翻炒片刻，然后倒入味汁翻炒均匀，出锅装盘即可。

绿豆银耳京糕粥 汤菜

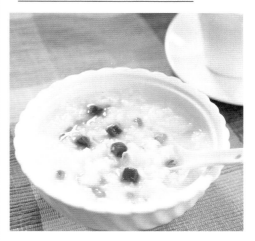

<原料>

大米100g，绿豆50g，银耳30g，白糖、山楂糕（又名京糕）各适量。

<制作>

1.绿豆洗净，提前放清水中浸泡2小时；银耳泡发后洗净，撕成小片；山楂糕切小丁。

2.锅内放清水，加入绿豆煮软，放入大米煮至绿豆开花，加入银耳、白糖、山楂糕煮至黏稠即成。

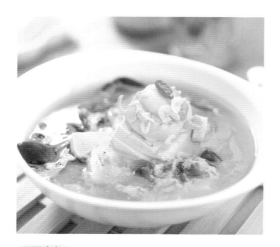

<原料>

豆腐1块，鸡蛋1个，虾米、鲜贝丁、木耳、精盐、味精、胡椒粉、米醋、酱油、水淀粉各适量，香油1小匙。

五味酸辣汤 汤菜

<制作>

1.将木耳洗净撕小朵；豆腐切块，虾米和鲜贝丁分别洗净。

2.锅置火上，加入清水，放豆腐、木耳烧沸，再放虾米、鲜贝丁。

3.加入米醋、酱油、精盐和胡椒粉，然后淋入打匀后的鸡蛋液，用水淀粉勾芡，出锅，淋香油，撒胡椒粉、味精即可。

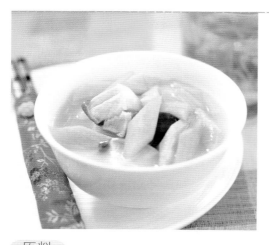

<原料>

丝瓜1/2条，蘑菇4朵，姜1小块，精盐1大匙，胡椒粉1小匙，植物油适量。

丝瓜蘑菇汤 汤菜

<制作>

1.将丝瓜去皮、洗净，切成象眼块；蘑菇洗净，切成片；姜洗净，切成丝备用。

2.锅中放入植物油烧热，下入姜丝爆香，再放入蘑菇片、丝瓜块炒匀，然后加入3碗清水烧至原料成熟，放入精盐及胡椒粉调味即成。

冬瓜排骨汤 汤菜

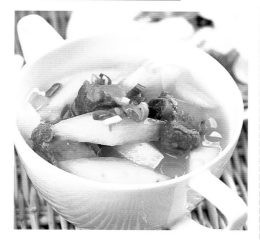

<原料>

猪排骨80g，冬瓜100g，香葱粒5g，姜片5g，精盐1小匙，味精少许，老汤500g。

<制作>

1.猪排骨洗净，剁成2cm大小的块，放入清水锅中焯水，捞出，再放入蒸锅蒸8分钟，取出。

2.将冬瓜削去外皮，切开后去掉瓜瓤，用清水洗净，沥去水分，切成大块。

3.净锅置火上，放入排骨块、冬瓜块，加入老汤、精盐、味精、姜片和适量清水煮至排骨熟嫩，盛入汤碗中，撒上香葱粒即可。

清汤苦瓜 汤菜

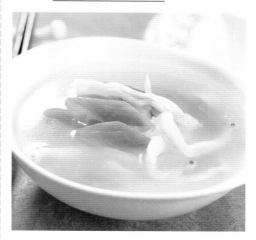

<原料>

苦瓜150g，银鱼20g，枸杞子、姜片、精盐、胡椒粉各适量，香油1小匙，植物油适量。

<制作>

1.苦瓜洗净，去籽，刮去白膜，切成薄片；银鱼收拾干净，放入沸水锅中焯烫一下，捞出沥水；枸杞子洗净、沥水。

2.锅置火上，加入植物油烧至六成热，下入姜片炒出香味，加入清水烧沸，捞出姜片不用。

3.再放入苦瓜片、银鱼、枸杞子煮匀，然后加入精盐、胡椒粉，淋入香油，出锅装碗即可。

秋季配餐

秋季是一年生植物果实成熟阶段，人们在夏季消耗的体力需要增加营养食品来补充。蔬菜上市，莲子、桂圆、黑芝麻、红枣、核桃等均已成熟，可以食用。秋季膳食除保证各种营养素全面、合理的供给外，要注意B族维生素和维生素C的供给。秋季宜多食用萝卜、番茄、菠菜、青菜、杏仁、银耳、瓜、果、梨、枣、香蕉等食物。其膳食应以鸡肉、牛肉、鱼、猪瘦肉、豆、藕、芝麻、核桃、板栗等，可增强体质。

秋季一周食谱

	早餐	午餐	晚餐	睡前水果
星期一	脱脂牛奶250mL 馒头（面粉100g） 鸡蛋50g	米饭（大米100g） 蒜泥酱骨肉（猪大骨肉100g） 凉拌菜150g	面食（面粉100g） 清炒小河虾（河虾50g） 小白菜炖豆腐（小白菜150g 豆腐100g）	杏子150g
星期二	豆奶250g 花卷（面粉100g） 酱肉（猪肉50g）	南瓜饼（面粉100g南瓜50g） 牛肉炖萝卜（牛肉100g 萝卜150g） 炒青菜100g	米饭（大米100g） 青椒马铃薯丝（青椒50g 马铃薯丝100g） 韭菜炒鸡蛋（鸡蛋50g韭菜100g）	香蕉150g
星期三	红豆粥（红豆25g大米75g） 鸡蛋50g 炝拌菜50g	米饭（大米100g） 红烧鲤鱼（鲤鱼100g） 烧菜花（菜花200g）	面食（面粉100g） 熘肝尖（猪肝50g） 冬瓜汤（冬瓜150g）	苹果150g
星期四	脱脂牛奶250mL 豆沙包（面粉50g红豆沙50g） 煎鸡蛋（鸡蛋50g）	面食（面粉100g） 板栗炖鸡（鸡肉50g板栗50g） 炒青椒（青椒150g）	米饭（大米100g） 炒苦瓜（苦瓜150g） 清蒸鱼（草鱼100g）	李子150g

续表

	早 餐	午 餐	晚 餐	睡前水果
星期五	豆腐脑100g 糕点（面粉100g） 炝拌菜50g	米饭（大米100g） 牛肉烧马铃薯（牛肉100g 马铃薯150g） 炒青菜100g	馒头（面粉100g） 清炒绿豆芽（绿豆芽150g） 火爆腰花（腰花50g）	猕猴桃150g
星期六	脱脂牛奶250mL 馄饨（面粉100g） 咸鸭蛋25mL	面食（面粉100g） 宫保肉丁（猪肉75g） 清炒苦瓜（苦瓜150g）	红枣粥（大米100g） 白菜炒木耳（白菜100g 木耳50g） 鳕鱼豆腐（鳕鱼100g 豆腐100g）	西瓜150g
星期日	脱脂牛奶250mL 油条100g 小咸菜50g	米饭（大米100g） 红焖鱼（鲤鱼100g） 炒绿豆芽200g	面食（面粉100g） 菠菜汤（菠菜100g） 肉末茄子（肉50g 茄子150g）	梨150g

上述食谱平均每天提供的主要营养素：能量8368kJ（1800kcal），碳水化合物265g，蛋白80g，脂肪30g，碘150μg，铁12mg，钙800mg，植物油25g，胆固醇小于300mg。

替换食谱

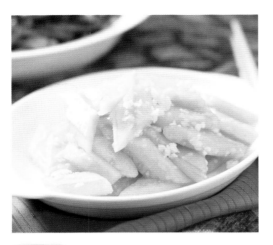

蒜泥黄瓜 凉菜

< 制作 >

1. 将黄瓜切菱形块，加入2g精盐拌匀腌渍几分钟；蒜泥加植物油调匀待用。

2. 盆中加入精盐、味精、白糖、白醋、蒜泥、香油调匀后，加入黄瓜块，充分拌匀入味，整齐地摆放在盘中即成。

< 原料 >

黄瓜150g，蒜泥10g，精盐、香油、味精、白糖各1/2小匙，白醋1小匙，植物油2小匙。

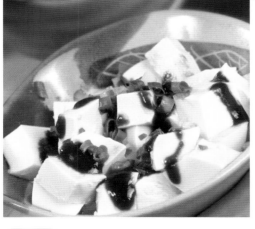

甜酱拌豆腐 凉菜

< 制作 >

1. 葱切葱花，蒜切成末。豆腐放沸水中烫一下，捞出，放碗内打碎，加精盐拌匀。

2. 取炒锅置火上烧热，加入花生油，待油热后，倒葱、蒜煸炒，炒出香味后速倒入甜面酱，再炒出酱香后离火。凉凉后倒入豆腐，再加入白糖、味精拌匀即可。

< 原料 >

豆腐200g，甜面酱3小匙，蒜2瓣，葱白2段，花生油适量，精盐半小匙，白糖1小匙，味精少许。

越式凉拌鸡丝 凉菜

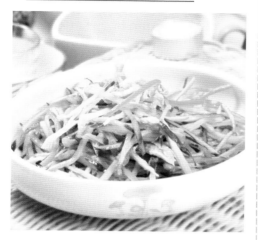

< 原料 >

鸡胸肉100g，嫩黄瓜100g，陈皮5g，姜片5g，料酒、精盐、白糖、香油、鸡精、辣酱油各少许。

< 制作 >

1. 陈皮泡软，再放水中煮开，捞出，切丝。

2. 鸡肉洗净，放入加有料酒和姜片的开水锅中煮熟，捞出凉凉，切成丝，装盘。

3. 黄瓜洗净，切成细丝，撒上少许精盐拌匀。

4. 将陈皮丝、黄瓜丝撒在鸡丝上，加入料酒、精盐、白糖、香油、鸡精和辣酱油拌匀即可。

肉丝拌芹菜 凉菜

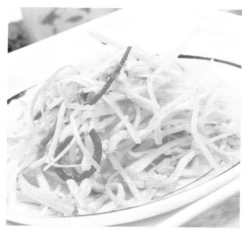

< 原料 >

芹菜150g，猪瘦肉50g，香油、味精、精盐各适量。

< 制作 >

1. 将芹菜去掉叶、根，洗净，剖开切成丝，用开水烫一下捞出，用凉水过凉，控净水分。

2. 瘦肉切长丝，下入开水氽熟备用。将芹菜、肉丝同放一盘内，加入香油、味精、精盐拌匀即成。

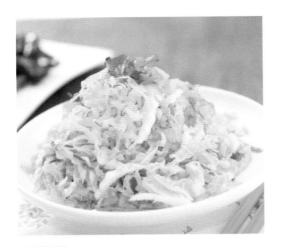

白菜心拌海蜇皮 凉菜

< 制作 >

1. 海蜇皮放入冷水中泡透，再放入开水中浸泡2小时，捞出沥水，切成细丝。

2. 大白菜心洗净切成细丝；香菜择洗干净，切成小段。

3. 将海蜇皮丝、白菜心丝放入容器中，加入精盐、味精、米醋、蒜泥、香油和香菜段调拌均匀，装盘上桌即成。

< 原料 >

海蜇皮50g，白菜心200g，香菜50g，蒜泥10g，精盐、味精、米醋、香油各1小匙。

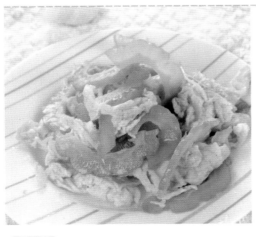

鸡蛋炒苦瓜 素菜

< 制作 >

1. 将苦瓜切薄片，放入加有少许精盐、色拉油的沸水中焯烫一下，捞出冲凉沥干；鸡蛋磕入碗中，搅散备用。

2. 坐锅点火，加油烧热，倒入鸡蛋液炒成蛋花，盛出待用。

3. 锅留底油，下葱、姜炒香，再放苦瓜、蛋花、精盐、味精、白糖、鸡粉炒匀，即可。

< 原料 >

苦瓜150g，鸡蛋1个，葱花、姜丝各5g，精盐、味精、鸡粉各1/2小匙，白糖少许，色拉油适量。

芙蓉番茄 素菜

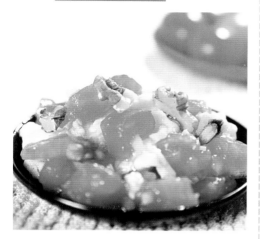

<原料>

番茄100g, 核桃仁20g, 鸡蛋清1个, 植物油15g, 精盐3/5小匙, 料酒、白糖各1小匙, 洋葱末10g, 鸡精2/5小匙。

<制作>

1. 将番茄放入盆中用沸水烫去表皮, 切成丁; 将蛋清加入精盐、料酒搅拌均匀待用。

2. 坐锅点火放油, 油温四成热时, 倒入洋葱末炒出香味, 再放入鸡蛋清炒散, 加入番茄丁、白糖、鸡精、精盐翻炒均匀, 撒入核桃仁即可。

酱腌紫茄 素菜

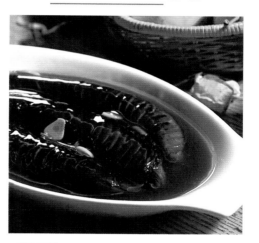

<原料>

长圆紫色茄子3根, 葱末、蒜片、姜末、精盐、味精、酱油、白糖、鸡粉各少许, 淀粉、色拉油各适量。

<制作>

1. 将茄子洗净, 剖成 "透笼花刀", 下入六成热油中炸透, 倒入漏勺沥油备用。

2. 炒锅上火, 加少许底油烧热, 先放葱、姜、蒜炒香, 再加酱油、白糖、鸡粉, 添汤烧开, 然后加精盐、味精, 下茄子用旺火烧沸, 再转小火焖至熟烂, 最后水淀粉勾芡, 出锅装盘即可。

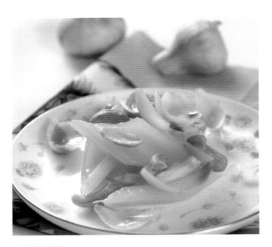

腰果西芹百合 素菜

<制作>

1.将西芹切菱形段；百合掰开，与西芹一同放入沸水中略烫，捞出冲凉备用。

2.炒锅置旺火上，加色拉油烧至六成热，放腰果炸透，待用。

3.锅中留少许底油烧热，下姜炝锅，再放西芹、百合、精盐炒至西芹断生，再加腰果、味精炒匀，装盘上桌即可。

<原料>

嫩西芹茎2根，百合50g，净腰果20g，姜末5g，精盐1/2小匙，味精少许，色拉油适量。

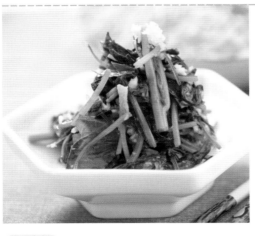

蒜蓉苋菜 素菜

<制作>

1.苋菜洗净切段，大蒜切蓉。锅内加水烧开，加入苋菜煮片刻，捞起滤水待用。

2.再烧锅下油，放入蒜蓉、苋菜、绍酒，调入鸡汤、精盐、味精炒至刚熟，用湿淀粉勾芡即可。

<原料>

苋菜150g，大蒜30g，精盐、味精、鸡汤、绍酒、花生油、湿淀粉各适量。

椒麻鸡丁 荤菜

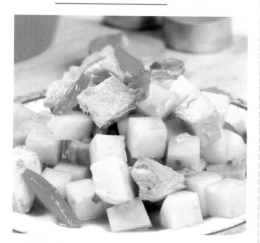

< 原料 >

熟鸡胸肉50g，熟马铃薯50g，鲜花椒1小匙，葱末、姜末各5g，酱油2小匙，香油1小匙，米醋1/2小匙，白糖1/2小匙，味精少许，精盐适量。

< 制作 >

1.熟鸡胸肉切成1cm大小的丁，放在盘内，撒上少许精盐拌匀；熟马铃薯切成小丁。

2.鲜花椒碾成细末，放在碗内，加入葱末、姜末调拌均匀。

3.再加入酱油、米醋、白糖、香油和味精调成味汁，加入鸡丁、马铃薯丁拌匀，装盘上桌即可。

炒里脊丝 荤菜

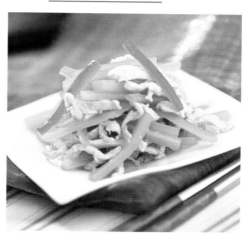

< 原料 >

猪里脊丝50g，熟笋丝、红椒丝各25g，蛋清1个，味精、绍酒、葱段、精盐、姜、湿淀粉、熟猪油、白糖各适量。

< 制作 >

1.肉丝用蛋清、精盐、湿淀粉上浆拌匀。炒锅置中火下油烧至三成热时，把里脊丝入锅中划开，呈白玉色时倒入漏勺沥油。

2.锅内留少量底油，放葱姜煸至出香味，再将笋丝、红椒丝入锅，加入绍酒、白糖、味精和精盐，用湿淀粉勾芡，放入里脊丝炒匀，淋上少量猪油出锅即成。

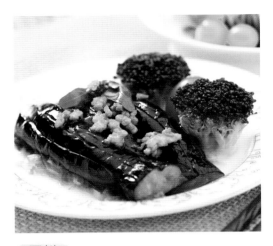

肉末烧茄子 荤菜

< 制作 >

1.将茄子切成滚刀块；葱、姜切末待用。油锅烧热放油，放入肉末煸炒至变白，盛起待用。

2.锅烧热放油，待油热时放入茄子，煸炒至茄子由硬变软时放入肉末、酱油、葱末、姜末、绍酒、白糖和少量水，盖上锅盖焖烧，放入适量鸡粉，炒匀出锅即可。

< 原料 >

茄子150g，肉末50g，葱、姜、酱油、白糖、绍酒、鸡粉各适量。

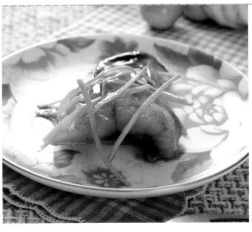

肉粽鲈鱼 荤菜

< 制作 >

1.将鲈鱼洗净；速冻肉粽蒸熟；冬菇切丝，备用。

2.将鲈鱼腹中撒上少许淀粉，再放入肉粽，将鲈鱼放到粽叶上，加葱丝、姜丝、冬菇、胡萝卜丝，头尾的粽叶从两边折到中间，包住鱼头、鱼尾，再用粽叶固定，撒上精盐，淋香油，放入蒸笼约15分钟，即可。

< 原料 >

鲈鱼100g，速冻肉粽1个，冬菇1朵，胡萝卜丝50g，葱丝、姜丝、精盐、淀粉、香油各适量。

双椒鸭掌 荤菜

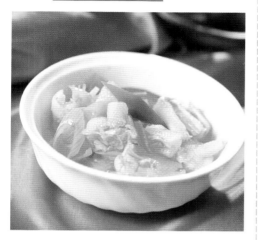

<原料>

水发鸭掌100g，青椒、红椒各20g，葱白段10g，精盐1小匙，味精1/2小匙，胡椒粉少许，水淀粉、辣椒油各1大匙。

<制作>

1.鸭掌洗净，剁成小块，再放入沸水锅中焯烫一下，捞出沥干。青椒、红椒洗净，去蒂及籽，切成菱形片。

2.坐锅点火，加入辣椒油烧热，先下入葱白段、青椒、红椒炒香，再放入鸭掌，加入精盐、胡椒粉、味精翻炒至入味，然后用水淀粉勾芡，出锅装盘即可。

猴头鸡肉汤 汤菜

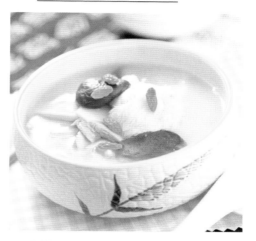

<原料>

猴头菇、竹荪、榛蘑、黄蘑、冬菇、口蘑、牛肝菌各适量，姜片、精盐、牛肉清汤粉、胡椒粉、料酒、清汤、鸡油各少许。

<制作>

1.将所有菌类原料用清水泡发好，洗涤整理干净，再放入沸水锅中焯透，捞出沥干。

2.砂锅置火上，加鸡油烧热，先下姜片炒香，再烹入料酒，添入清汤，放入所有菌类原料烧沸。

3.然后加入牛肉清汤粉、精盐、胡椒粉调匀，撇去浮沫，续煮约30分钟至入味，出锅装碗即可。

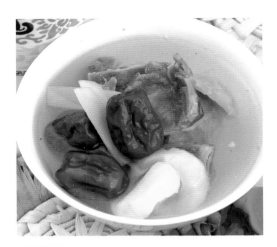

兔肉红枣汤 汤 菜

<制作>

1.将兔肉切块，入清水锅中，加入料酒烧沸，焯烫去血污，捞出沥水；红枣去核、洗净；马蹄去皮、洗净，切成片。

2.将兔肉块、红枣、马蹄片、姜片放入炖盅内，加入适量开水，盖上盅盖，入锅用小火隔水炖1小时，再加入精盐、胡椒粉调味，取出上桌即成。

<原料>

净兔肉100g，红枣5粒，马蹄5粒，生姜1片，精盐、料酒各适量，胡椒粉少许。

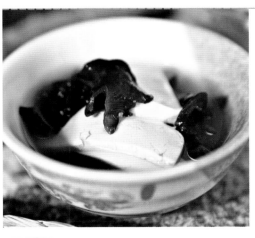

木耳炖豆腐 汤 菜

<制作>

1.将木耳洗净，撕小朵；豆腐洗净，沥去水分，切成薄片。

2.锅置火上，加入植物油烧热，先下入葱花、姜丝煸炒出香味，再放入豆腐片、木耳翻炒均匀。

3.然后加入精盐、鸡精和适量清水，用旺火烧沸，转小火炖至豆腐入味，出锅装碗即成。

<原料>

豆腐150g，木耳50g，葱花10g，姜丝5g，精盐1小匙，鸡精少许，植物油1大匙。

氽鲫鱼汤 汤菜

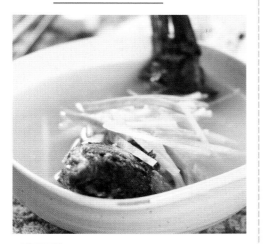

<原料>

活鲫鱼100g，青萝卜丝50g，火腿丝、冬笋丝各25g，葱段10g，姜末5g，精盐、味精、姜汁、料酒、白醋、高汤、色拉油各适量。

<制作>

1.将鲫鱼宰杀，洗涤整理干净，在鱼身两面划上一字形刀口。

2.锅中加油烧热，放入鲫鱼两面略煎，再烹入料酒，加入高汤、青萝卜丝烧沸。

3.转小火煮至汤色发白，放火腿、冬笋、姜汁、味精、精盐，盛入碗中，加白醋、姜即可。

冬瓜荷叶瘦肉汤 汤菜

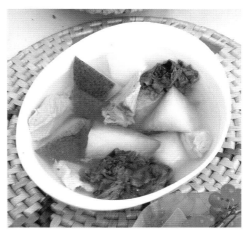

<原料>

鲜荷叶10g，冬瓜150g，猪瘦肉50g，生姜数片，精盐适量，料酒1小匙。

<制作>

1.将荷叶用清水冲洗干净备用。

2.将冬瓜去籽、洗净，连皮切成块状；猪瘦肉洗净，切成块，入沸水锅中焯烫一下，捞出待用。

3.汤煲置火上，加入6碗清水、料酒、姜片，下入所有原料烧沸，用小火煲2小时，再加入精盐调味即成。

冬季配餐

冬季气候寒冷，除摄取新鲜蔬菜和水果，饮食调养有"三宜"：

一宜粥糜：古代养生家多提倡深冬晨起宜喝些热粥。《饮膳正要》中认为冬季宜服羊肉粥，以温补阳气。如若在粳米粥中加点红枣、赤豆可使人觉周身温暖，精力倍增。民间有冬至吃赤豆粥，腊月初八吃"腊八粥"，腊月二十五吃"八宝粥（饭）"的习惯。冬日宜食养心除烦的麦片粥，消食化痰的萝卜粥，补肺益胃的山药粥，养阴固精的核桃粥，健脾养胃的茯苓粥，益气养阴的大枣粥，调中开胃的玉米粥，滋补肝肾的红薯粥等。

二宜温热之品：以取阳生阴长之义。如宜吃牛羊肉、狗肉、桂圆肉、枣、蛋、山药、猪血、糯米、韭菜等。冬季每晚餐喝一小杯酒，对中、老年人养阴大有裨益。体形肥胖者忌肥甘温热厚味。

三宜坚果：冬日多吃点核桃、板栗、松子、花生、葵花籽、芝麻、黑豆、黑米等。

冬季一周食谱

		早　餐	午　餐	晚　餐	睡前水果
星期一		脱脂牛奶250mL 馒头（面粉50g） 拌小菜50g	米饭（大米100g） 涮羊肉（羊肉100g） 炒青椒（青椒150g）	面食（面粉100g） 猪肉炖山药（肉50g 山药100g） 拌黄瓜（黄瓜100g）	苹果150g
星期二		脱脂牛奶250mL 花卷（面粉50g） 酱牛肉（牛肉50g）	面食（面粉100g） 五花肉炖豆角（豆角150g　肉50g） 渍菜粉（酸菜100g　粉条50g）	米饭（大米100g） 日本豆腐100g 紫菜汤（紫菜15g）	香蕉150g

续表

	早　餐	午　餐	晚　餐	睡前水果
星期三	脱脂牛奶250mL 面包（面粉50g） 香肠50g	米饭（大米100g） 狗肉火锅（狗肉100g） 泡菜100g	面食（面粉100g） 木须柿子汤（鸡蛋50g 柿子100g） 时令蔬菜100g	哈密瓜150g
星期四	脱脂牛奶250mL 豆沙包（面粉50g 红豆沙50g） 煎鸡蛋（鸡蛋50g）	面食（面粉100g） 干豆腐圆白菜（干豆腐50g 圆白菜150g） 香辣肉丝（辣椒50g 猪肉75g）	红枣粥（米100g 大枣10个） 红烧鲫鱼（鲫鱼100g） 炝拌绿豆芽（绿豆芽150g）	白梨150g
星期五	脱脂牛奶250mL 豆腐脑100g 糕点（面粉50g） 炝拌白菜丝（白菜50g）	米饭（大米100g） 牛肉炖萝卜（牛肉100g 萝卜200g） 小葱豆腐（豆腐100g）	面食（面粉100g） 家鸡蘑菇粉（鸡肉50g 蘑菇50g 粉条50g） 炝拌黄瓜（黄瓜100g）	橘子150g
星期六	麦片汤（麦片50g） 包子（面粉50g 蔬菜） 咸鸭蛋25g	面食（面粉100g） 麻辣鳕鱼（鳕鱼100g） 时令蔬菜100g	米饭（大米100g） 青椒干豆腐（豆腐50g 青椒100g） 酸菜猪血肠（酸菜100g 血肠75g）	白兰瓜150g
星期日	脱脂牛奶250mL 玉米面饼（玉米面100g） 拌小咸菜50g	米饭（大米100g） 烤鸭（鸭子75g） 木须柿子汤（柿子100g 鸡蛋50g）	面食（面粉100g） 清蒸鱼100g 家常凉菜100g	甜橙150g

上述食谱平均每天提供的主要营养素：能量9200kJ（1640kcal），碳水化合物250g，蛋白质70g，脂肪30g，碘150μg，铁12mg，钙800mg，植物油25g，胆固醇小于300mg。

替换食谱

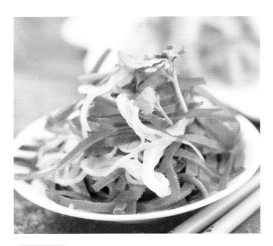

<原料>

水发海带100g，粉丝50g，香菜段、葱花、姜末、蒜泥、精盐、味精、香油、白醋、酱油各适量。

炝拌海带丝 凉菜

<制作>

1.将水发海带漂洗干净，切成细丝，放入沸水锅中焯烫一下，捞出沥干。

2.粉丝用温水泡软，切长段，放入盆中，再加入海带丝、葱花、姜末、香菜段、蒜泥。

3.然后加入精盐、味精、香油、白醋、酱油调拌均匀，装盘上桌即可。

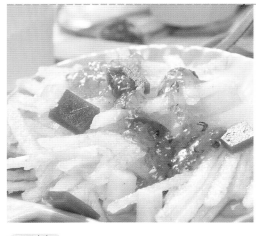

<原料>

鸭梨100g，山楂糕20g，青梅5g，桂花3g，白糖适量。

桂花拌梨丝 凉菜

<制作>

1.将鸭梨去皮、去核，用清水洗净，切成细丝，放入沸水锅中略烫一下，捞出过凉，沥干水分，放入盘中。

2.将青梅、山楂糕分别切成小长片。

3.将桂花撒在鸭梨丝盘中，再加入白糖拌匀，用青梅、山楂糕围边即可。

葱油青笋 凉菜

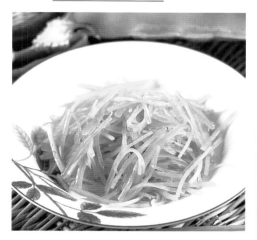

<原料>

青笋150g，精盐1小匙，鸡精1/2小匙，葱油1小匙。

<制作>

1.将青笋去根、去叶，削去外皮，用清水洗净，切成细丝。

2.锅置火上，加入清水烧沸，放入青笋丝焯烫一下，捞入清水中过凉，沥去水分。

3.将青笋丝放入大碗中，加入精盐、鸡精、葱油拌匀，装盘上桌即成。

瓜条拌藕片 凉菜

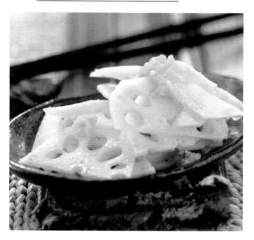

<原料>

莲藕100g，白兰瓜50g，熟核桃碎10g，精盐、米醋、白糖、鸡精各适量。

<制作>

1.莲藕洗净，顶刀切成圆片，放入淡盐水中浸泡一下，再放入沸水锅中焯透，捞出凉凉，沥干水分，装入盘中。

2.白兰瓜去皮，洗净，切成片，放入藕片盘中拌匀，撒上核桃碎，加入精盐、米醋、白糖、鸡精拌匀至入味即可上桌食用。

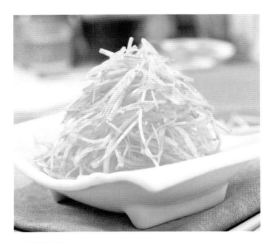

红油萝卜丝 <涼菜>

<制作>

1.白萝卜切去头、根须，洗净，削去外皮，切成均匀的细丝；大葱洗净，切成细丝。

2.把萝卜丝放入大瓷碗内，加入精盐拌匀，腌约5分钟，再滗去水。

3.在装有萝卜丝的大瓷碗内加入蒜片、葱丝、味精、白糖，淋入辣椒油，拌匀即可。

<原料>

白萝卜150g，蒜片10g，大葱15g，精盐1小匙，味精、白糖各1/2小匙，辣椒油2小匙。

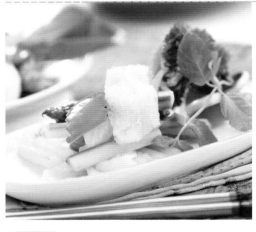

芦笋扒竹笙 <素菜>

<制作>

1.芦笋切成长段，放入加有少许精盐、味精的沸水中焯熟，捞出沥干。

2.竹笙洗净，切成4cm长的段，放入沸水锅中焯透，捞出沥干，摆入盘中。

3.锅中加油烧热，放入芦笋略炒，再加入鸡汤、调料扒烧至入味，用水淀粉勾薄芡，淋入香油，倒入竹笙盘中即可。

<原料>

芦笋150g，水发竹笙50g，精盐、味精、蚝油各1小匙，香油少许，水淀粉、植物油各1大匙，鸡汤100g。

青椒茄子 素菜

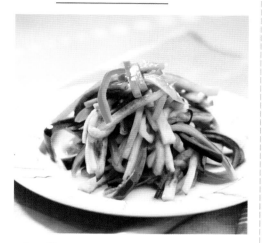

<原料>

茄子100g，青辣椒50g，酱油、糖、淀粉、醋、鸡精各少许。

<制作>

1.将茄子削皮洗净，切片；把青椒去籽、去蒂、洗净、切粗丝待用。将酱油、糖、淀粉、醋、鸡粉和2汤匙水兑成调味汁待用。

2.炒锅上火烧热，放入少量油倒入茄子片翻炒数下，调成中火，盖上锅盖焖上，待茄子片被煎软后，下青椒丝，迅速翻炒后倒入调味汁，炒匀后出锅即可。

清汤白菜 素菜

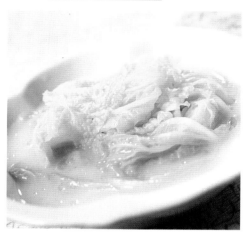

<原料>

黄秧白菜心200g，精盐、料酒各1小匙，胡椒粉少许，特级清汤适量。

<制作>

1.将白菜心洗净，入锅煮至八分熟，捞出洗净，整齐地摆入蒸碗中。

2.再加入胡椒粉、料酒、少许精盐和特级清汤100g，入笼蒸4分钟，取出，码放入大碗中。

3.锅中加入特级清汤、胡椒粉、料酒、精盐烧沸，倒入白菜碗中即成。

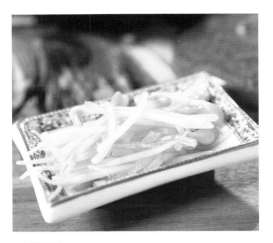

黄豆芽炒粉条 素菜

< 制作 >

1.将黄豆芽去掉须根，用清水洗净；粉条用温水浸泡至软，沥去水分，切成小段。

2.炒锅置火上，加入植物油烧至六成热，放入葱丝、姜丝炸出香味，放入黄豆芽炒匀。

3.加料酒、鲜汤、精盐、味精、酱油、白糖调味，放入粉条炒拌均匀，出锅装盘即成。

< 原料 >

黄豆芽100g，粉条50g，葱丝、姜丝各10g，精盐、味精、白糖、料酒、酱油、植物油、鲜汤各适量。

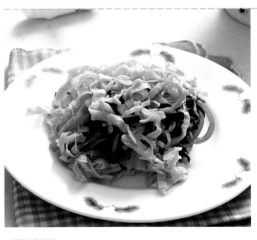

青菜炒豆腐皮 素菜

< 制作 >

1.将豆腐皮切丝，入沸水锅中，加食用苏打煮熟，捞入清水中漂去碱味，取出沥水。

2.将小青菜去根，洗净待用。

3.炒锅置火上，放入色拉油烧至四成热，下入小青菜、豆腐皮，再加入精盐、白糖、鸡精快速翻炒至小青菜断生，出锅装盘即成。

< 原料 >

豆腐皮100g，小青菜100g，食用苏打4g，精盐、鸡精、白糖各适量，色拉油少许。

何首乌炖鸡 荤菜

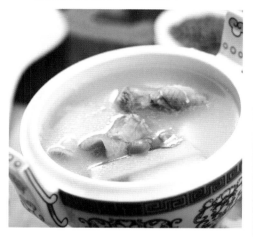

<原料>

肉食鸡100g，何首乌10g，精盐、味精、料酒、蚝油、香油、胡椒粉、葱、姜各适量。

<制作>

1.将鸡改刀剁小块，放入沸水锅内烫一下，捞出。葱、姜洗净，拍松。何首乌同放入碗内，加开水烫一下捞出；将鸡块、葱、姜、何首乌同放一大汤碗内。

2.锅内加1汤碗清水烧沸，加适量精盐、料酒、蚝油，少许胡椒粉、香油调匀，浇到放鸡块的碗内，将鸡块上笼蒸约20分钟至熟取出，放少许味精，调好即成。

麻婆豆腐 荤菜

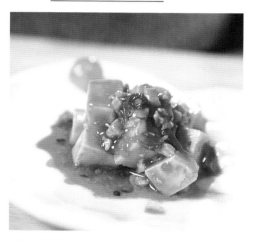

<原料>

嫩豆腐100g，牛肉末50g，葱末、辣油、豆豉、花椒粉、大蒜末、酱油、辣椒粉、精盐、鸡汤、菱粉、黄酒、味精各适量。

<制作>

1.先将嫩豆腐切块，用滚水煮2分钟，以去除石膏味，沥干水分。

2.另起油锅，将牛肉末和豆瓣酱一起炒，再放辣椒粉、酱油、豆豉、辣油、黄酒、盐、蒜末，炒至入味，再放豆腐和鸡汤100g，用小火焖成浓汁，再加菱粉收一下，放葱末、花椒粉、味精即好。

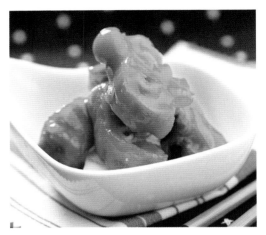

红烧猪蹄 荤菜

<制作>

1.将猪蹄剁去爪尖劈成两半，用水煮透后放入凉水中。姜、葱拍松后待用。用炒勺将少许香油烧热，放入冰糖炸成紫色时放汤调至浅红色为度。

2.加入猪蹄、料酒、葱、姜、盐、花椒，汤烧开后除去浮沫，用大火烧至猪蹄上色后，移至小火炖烂，收浓汁即成。

<原料>

猪蹄100g，盐、葱、姜、香油、料酒、花椒、冰糖、汤各适量。

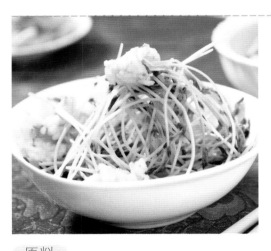

豆苗炒虾片 荤菜

<制作>

1.将虾肉切片，姜切片，葱切段，把豆苗掐去尖，用湿淀粉和鸡蛋清调成糊，另用盐、味精、料酒把虾片拌匀，入味，并浆上蛋糊，再用料酒、味精、盐、湿淀粉和汤兑成汁。

2.将炒勺烧热后注油，将虾片放热油勺中熟后捞出。炝锅，入豆苗、虾片煸炒，加盐、味精调味即成。

<原料>

大虾肉50g，豆苗100g，鸡蛋50g，料酒、葱、姜、盐、胡椒粉、湿淀粉、汤、味精各适量。

红烧肚块 荤菜

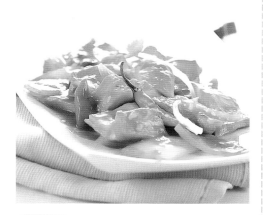

<原料>

熟猪肚100g，洋葱瓣25g，花椒、八角、葱段、姜块各少许，精盐、味精、白糖、白醋、水淀粉、料酒、酱油、植物油各适量。

<制作>

1.将熟猪肚切成小块，放入沸水锅中焯烫一下，捞出沥水。

2.锅中加油烧热，下入洋葱瓣、葱段、姜块、花椒、八角、猪肚块煸炒爆香，烹入白醋、料酒。

3.再加酱油、白糖、精盐、清水烧沸，盖上盖，转小火烧至肚烂汤浓时，加入味精，用水淀粉勾芡，淋入明油，装盘即可。

冬菇萝卜汤 汤菜

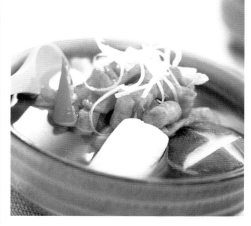

<原料>

白萝卜100g，水发冬菇50g，豌豆苗25g，料酒、精盐、味精、豆芽汤各适量。

<制作>

1.将萝卜洗净，去根，切成细丝，下沸水锅中焯至八成熟捞出放入碗内；将豌豆苗去杂洗净，下沸水锅内稍焯捞出；将水发冬菇去杂洗净切成丝。

2.锅内加入豆芽汤、料酒、精盐、味精烧沸后撇净浮沫，将萝卜丝、香菇丝分别下锅烫一下捞出放在碗内，汤继续烧沸，撒上豌豆苗，起锅浇在汤碗内即成。

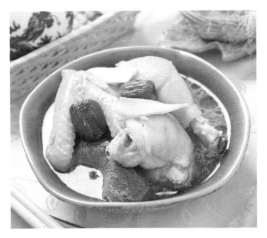

猴头菇老鸡汤 汤 菜

< 制作 >

1.猴头菇浸泡，洗净切开；淮山、蜜枣浸泡，洗净。

2.老鸡清洗干净，斩成大块，飞水待用。

3.煲内注入适量清水，煮沸后放入全部材料，猛火煮沸后改慢火煲3小时，加盐调味即可。

< 原料 >

老鸡1只，猴头菇60g，淮山20g，蜜枣15g，食盐适量。

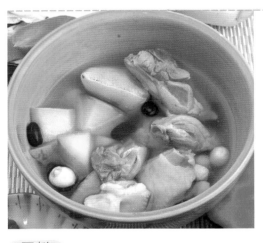

冬瓜莲豆煲鲫鱼汤 汤 菜

< 制作 >

1.鲫鱼洗净，去内脏，用油锅加米醋慢火煎至微黄后置于纱布袋内；鸡肉斩成大块；冬瓜切大块；莲子、眉豆洗净，莲子去心，待用。

2.将适量清水倒进煲内，水烧沸后，把所有用料全部倒进煲内，用大火煲半小时，再用中火煲1小时，后用小火煲1.5小时，加香油、精盐调味即可。

< 原料 >

鲫鱼50g，鸡肉50g，冬瓜100g，莲子、眉豆各10g，生姜2片，精盐、香油适量，米醋1小匙。

沙参玉竹老鸭汤 汤菜

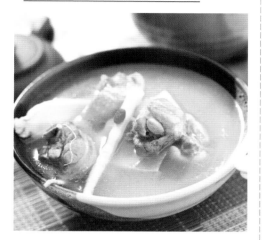

\<原料\>

净老鸭半只（约500g），北沙参、玉竹各20g，姜5片，精盐2小匙。

\<制作\>

1.将北沙参、玉竹用清水洗净；老鸭洗净，剁成大块，放入清水锅中烧沸，焯烫一下，捞出用冷水过凉，沥净水分。

2.将鸭块放入汤锅中，加入北沙参、玉竹和适量清水，用旺火烧沸。

3.再转小火煲约2小时至老鸭熟烂，加入精盐调味，出锅装碗即可。

排骨藕汤 汤菜

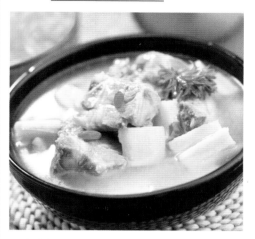

\<原料\>

猪排骨100g，藕150g，姜7g，精盐3g，胡椒粉5g。

\<制作\>

1.将猪排骨洗净，切成4cm长的块，藕用筷子刮洗干净，置菜板上用刀拍破，切成同排骨一样长的块，姜洗净拍破。

2.将锅内放适量开水，放入猪排骨、藕、姜、精盐、胡椒粉炖熟即可。

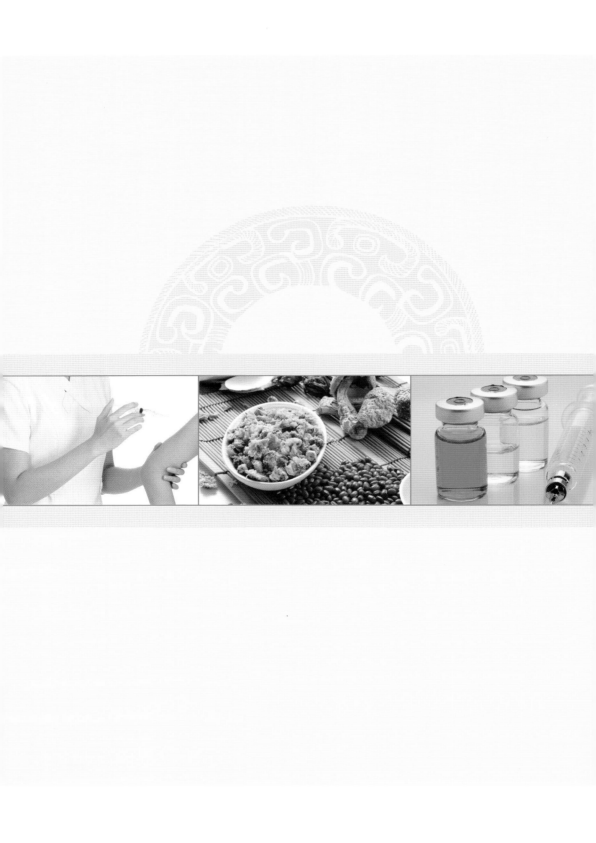

Part 7

高脂血症及其并发症
推荐用药与配餐

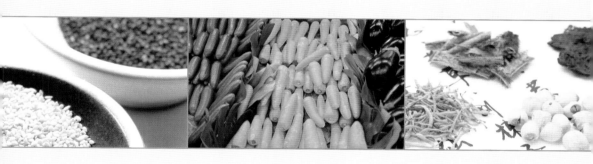

　　高脂血症患者常并发各种急慢性并发症，这是控制血脂用药的一个难题，不同的并发症，如高血压、高血糖、甲状腺疾病、肾病患者等都要分别对待。要根据患者是否有并发症来制订用药方案和进行配餐。

高脂血症用药与配餐

高脂血症用药

适用于单纯性高胆固醇血症及以高胆固醇为主的混合性高脂血症。他汀类药物可选用以下中的一种

- 洛伐他汀（美降之）　10~80mg　口服
- 辛伐他汀（舒降之）　5~40mg　口服
- 普伐他汀（普拉固）　10~40mg　口服
- 氟伐他汀10~40mg　　口服

适用于单纯性高甘油三酯血症及以高甘油三酯为主的混合性高脂血症。氯贝丁酯类可选用一种

- 非诺贝特（利平脂）　0.1g，每日 3 次，口服
- 微粒化非诺贝特（利平脂200mg）　0.2g，每日 3 次，口服
- 吉非贝齐（诺衡）　0.6g，每日 2 次，口服
- 苯扎贝特（必降脂）　0.2~0.4g，每日 3 次，口服

单纯高脂血症配餐

Ⅰ型：称高乳糜微粒血症：突出特点是血中甘油三酯（TG）浓度极高，常达到56mmol／L以上，胆固醇则是正常的。饮食控制是主要治疗方法。饮食治疗原则是低脂肪食物，脂肪的摄入量成人每天约20~30g，避免食用脂肪及含脂肪丰富的食物。

1日食谱举例

早餐：脱脂牛奶250mL或白米粥50g　面包50g　酱牛肉50g

午餐：米饭（大米100g）　番茄炒鸡蛋（番茄150g　鸡蛋50g）炒菠菜200g　西瓜150g

晚餐：猪肉菜花（猪肉50g　菜花150g）　花卷（面粉75g）　玉米粥（玉米25g）　拌胡萝卜丝75g

Ⅱ型：病人特点为高胆固醇（TC），有时可高达26mmol/L，饮食治疗原则以降低胆固醇为目的。每天摄入的胆固醇量应小于300mg（相当于90g猪肝、60g猪肾）。动物脑、蛋黄类含胆固醇最高，其次为鱼子等，再次是动物内脏，不宜食用。鱼肉最低，可以食用并且注意补充维生素。

1日食谱举例

早餐：米粥（小米50g）　包子（猪肉50g　芹菜100g　面粉50g）时令小菜50g

午餐：米饭（大米100g）青椒炒猪肉（青椒150g　猪肉50g）　紫菜蛋花汤（鸡蛋25g　紫菜15g）

晚餐：米饭（大米100g）　鱼香肉丝（猪肉50g）　炒绿豆芽（绿豆芽150g）　苹果100g

Ⅲ型：对饮食治疗反应敏感，严重病例，饮食治疗加上药物常可使血脂恢复到正常。限制总热量使体重达到理想水平。治疗方法和原则类似糖尿病。胆固醇应＜300mg/天。糖、脂肪和蛋白质分别各占总热量50%～60%、25%～30%和15%～20%。因这种饮食可能会造成缺铁，故应多吃含铁多的食物和蔬菜，如芝麻、大豆制品、芹菜、菠菜、海带、木耳等，必要时在医生指导下以药物补充。

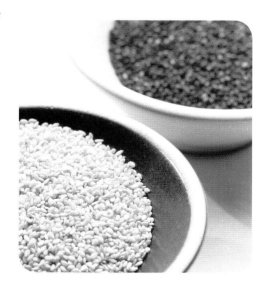

1日食谱举例

早餐：豆浆100g 花卷（面粉

50g）　　拌圆白菜（圆白菜50g）

　　午餐：包子（面粉100g　蔬菜50g）　　素炒菠菜（菠菜100g）　　肉丸豆腐汤（猪肉50g　豆腐50g）

　　晚餐：米粥（小米50g）　　发糕（玉米50g）　　肉炒芹菜（猪肉50g芹菜150g）

　　Ⅳ型：较常见的高脂血症，特点为血管病发病率很高，糖耐量低，甘油三酯增高，高尿酸，有家族史。检查可发现甘油三酯增高，胆固醇正常，无乳糜微粒。主要是控制体重，体重降低常可使血清甘油三酯降至正常。控制碳水化合物为总热量的50%～60%或小于5g/kg。限制糖和酒精的摄入，限制胆固醇，采用含多不饱和脂肪酸的脂肪以代替含饱和脂肪酸的食物，适当补充植物蛋白。

　　1日食谱举例

　　早餐：脱脂牛奶250mL　　馒头（面粉50g）　　八宝菠菜（菠菜100g）

　　午餐：米饭（大米100g）　肉末豆腐（肉末50g　豆腐100g）　　白菜丸子汤（白菜100g　鱼丸子50g）

　　晚餐：热汤面（面条100g）　　炒小白菜（小白菜100g）　　时令水果100g

　　Ⅴ型：血清极低密度脂蛋白和乳糜微粒增高是本型的特点，胆固醇可增高或正常。病人对脂肪和糖的反应比较敏感。饮食原则为限制脂肪，控制碳水化合物，适当限制胆固醇。限制总量摄入，保持正常体重。限制脂肪在总热量的30%以下。碳水化合物摄入量占总热量的50%。胆固醇摄入量为每日小于300mg。蛋白质占总热量的20%。此种饮食容易出现缺铁，应补充含铁的蔬菜和食物。

　　1日食谱举例

　　早餐：脱脂牛奶250mL　小米粥（小米50g）　　炝拌绿豆芽（绿豆芽100g）

午餐：米饭（大米100g）　炒大头菜（包菜100g）　红烧带鱼（带鱼100g）

晚餐：米饭（大米100g）　鸡蛋炒菠菜（鸡蛋25g　菠菜150g）　白菜豆腐汤（白菜100g　豆腐50g）

高脂血症并发糖尿病用药与配餐

高脂血症并发糖尿病用药

糖尿病可引起脂代谢紊乱，血脂代谢障碍的特点是不同程度的高甘油三酯和（或）高胆固醇血症，高密度脂蛋白水平降低。高血糖对糖尿病患者发生血脂异常有重要作用。有效控制血糖有利于改善糖尿病患者血脂异常，可选择既有降糖作用又有调脂作用的药物。

西药

磺脲类口服降糖药　主要作用于胰导B细胞，促进胰岛素的释放。用于2型糖尿病用饮食治疗和体育锻炼不能使病情获得良好控制者，或对胰岛素产生抗药性或不敏感，胰岛素每日用量超过30U者。

甲苯磺丁脲（D860）　500～3 000mg／日，分2～3次，饭前半小时口服

氯磺丙脲（特泌胰）　100～500mg／次，每日1次，饭前半小时口服

格列本脲（优降糖）　2.5～20mg／日，分1～2次，饭前半小时口服

格列吡嗪（美吡达）　2.5～30mg／日，分1～2次，饭前半小时口服

格列齐特（达美康）　80～240mg／日，分1～2次，饭前半小时口服

格列喹酮（糖适平）　30～180mg／日，分1～2次，饭前半小时口服

双胍类 此类药物可增加外周组织对葡萄糖的利用，抑制糖异生和糖原分解。主要用于肥胖或超重的2型糖尿病患者。

二甲双胍（甲福明、格华止） 500～1 500mg／日，分2～3次口服

苯乙双胍（降糖灵） 50～150mg／日，分2～3次口服

α葡萄糖苷酶抑制剂 主要延缓肠道对碳水化合物的吸收，降低餐后血糖。适用于空腹血糖正常而餐后血糖明显升高者。

阿卡波糖（拜糖平） 25mg／次，每日3次，在进食第一口饭时服用。

胰岛素增敏剂 主要作用是增强靶组织对胰岛素的敏感性，减轻胰岛素抵抗。用于对其他降糖药效果不佳的2型糖尿病特别是有胰岛素抵抗者。

罗格列酮（文迪雅） 常用剂量是4～8mg／日，每日1次或分次口服。

帕格列酮（PIO） 15mg／日，每日1次，口服

胰岛素 按起效作用快慢和维持时间，可分为速（短）效、中效和长（慢）效3类。适应证为：① 1型糖尿病；②糖尿病酮症酸中毒、高渗性昏迷和乳酸性酸中毒伴高血糖时；③并发重症感染、消耗性疾病、视网膜病变、肾病变、神经病变、急性心肌梗死、脑血管意外等；④因伴发病需外科治疗的围手术期；⑤妊娠和分娩；⑥ 2型糖尿病患者经饮食及口服降糖药治疗未获得良好控制；⑦全胰腺切除引起的继发性糖尿病；具体选用哪种制剂及剂量需由专

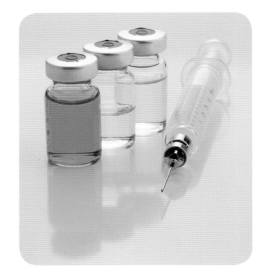

科医生指导。

上述药物均能直接地调节血胆固醇、甘油三酯、高密度脂蛋白及各种载脂蛋白的水平，从而有益于减少糖尿病患者发生冠心病的危险性。

中成药

参精止渴丸（降糖丸）

【药物组成】红参　黄芪　黄精　茯苓　白术　葛根　五味子　黄连　大黄　甘草

【功能主治】益气养阴，生津止渴。用于气阴两亏，内热津伤所致的消渴。症见少气乏力，口干多饮，易饥，形体消瘦；2型糖尿病见上述症候者。

【用法用量】口服，1次10g，每日2～3次。

消渴灵片

【药物组成】地黄　五味子　麦冬　牡丹皮　黄芪　黄连　茯苓　红参　天花粉　石膏　枸杞子

【功能主治】益气养阴，清热泻火，生津止渴。用于气阴两虚所致的消渴病。症见多饮、多食、多尿、消瘦、气短乏力的2型轻中型糖尿病见上述症候者。

【用法用量】口服，1次8片，1日3次。

【注意事项】孕妇忌服，忌食辛辣。

中药单方

山药　本品具有益气养阴，补脾肺肾功效，含有多种生命活性物质，能诱生干扰素，能够降糖、降脂，清除氧自由基，调节免疫力，可用生山药120g，切片，煎煮2大碗当茶饮之，或者取本品60～100g，水煎服。主要用于形体肥胖、泄泻、喘咳、肾虚、遗精、内热消渴等病症。

茯苓、黄连　各500g，研末，熬天花粉作糊，作丸如梧桐子大，每50丸，温汤下，治疗上盛下虚，心火炎烁，肾水枯涸不能交济的下虚消渴。

女贞子　9～15g，煎服，常服。抗肝损伤，降低血脂，预防动脉硬化，补肾滋阴，养肝明目，降脂轻身。适用于阴虚型高脂血症，症见内热烦躁，腰膝酸软，头晕眼花，耳鸣，遗精，消渴等。

天门冬　八九月采天门冬根，曝干为末，每服3g，每日3次，益气轻身，祛脂减肥，养肌肤，清肺降火，滋阴润燥。主要用于阴虚型高脂血症。症见形体肥胖、燥咳痰黏、咯血、肠燥便秘等病症。

黄芪　10～30g水煎服，每日2次，补气固表、祛脂减肥、利尿排毒、排脓、敛疮生肌。适用于气虚所致的高脂血症。见于食少便溏、痈疽难溃、久泻脱肛、便血肛瘘、表虚自汗、内热，以及伴发的糖尿病、高血压病。

中药复方

三消汤

【组成】生地20g　知母20g　玉竹15g　人参15g　地骨皮15g　黄连10g　丹参5g　甘草5g

【主治】滋阴清热，益气活血。用于阴虚内热2型糖尿病者，或同时并发高脂血症及高黏滞血症者。

【用法】水煎，每日1剂，分2次服。

【来源】南征主编.消渴肾病（糖尿病肾病）研究.

治糖尿病方

【组成】淮山药90g　泽泻10g　云苓15g　山萸肉12g　生地12g熟地12g　丹皮10g　玉米须30g　仙鹤草30g　黄芪30g

【主治】益气养阴，降糖止渴。适用于高脂血症并发糖尿病属气血两虚型。

【用法】水煎，每日1剂，分2次服。

【来源】邓铁涛.邓铁涛临床经验辑要.

肾降脂汤

【组成】制何首乌、制黄精、生地黄各12g　丹参、泽兰、泽泻、生山楂各15g　龟箭羽、炙僵蚕各10g　天花粉30g

【主治】益肾养阴，化痰祛脂。适用于老年 2 型糖尿病并发高脂血症，症属阴虚内热型。

【用法】水煎，每日 1 剂，分 2 次服。

【来源】江苏中医，1998，（5）.

三味通瘀灵

【组成】生大黄 3 份　桃仁 2 份　水蛭 5 份

【主治】逐血攻瘀，通腑泄热。适用于 2 型糖尿病并发高脂血症肥胖气滞血瘀型。

【用法】上方按比例取药，烘干，研粉，混合制成药片，每片含生药0.3g，每日 3 次，每次 5 片。

【来源】中医杂志，1991，（12）.

降糖活血方

【组成】丹参30g　川芎10g　益母草15g　当归12g　赤芍12g　白芍15g　木香6g　葛根15g

【主治】理气活血化瘀。用于血瘀气滞型高脂血症并发 2 型糖尿病者。

【用法】水煎，每日 1 剂，分 2 次服。

【来源】中医老年病学.

总之，对糖尿病患者进行积极调脂治疗能显著减少其冠心病的发生率和死亡率。

高脂血症并发糖尿病配餐

配餐原则

1. 糖尿病多见于中老年人，因为老年人基础代谢率降低，尤其是肥胖的老年人应随着年龄的增长适当节制饮食，加强体力活动。

2. 根据病情的轻重和体力活动情况计算出每日所需的总能量。理想体重简易算法 [理想体重（kg）=身高（cm）– 105]，计算每日所需的总能量。成年人休息状态下每日每千克理想体重给予热量83.6～104.5kJ（20～25kcal），轻体力劳动125.4kJ（30kcal），中度体力劳动146.3kJ（35kcal），重度体力劳动167.2kJ（40kcal）以上。孕妇、乳母、营养不良和消瘦，以及伴有消耗性疾病者酌情增加，肥胖者酌减。

3. 碳水化物主要来自主食，如米、面粉等，最好选用富含膳食纤维的食物，如糙米、玉米、豆类、荞麦、绿野菜等。膳食纤维能延缓肠道对糖类的吸收速度，有降低胆固醇的作用。蔬菜类纤维尤其是新鲜水果及豆类具有稳定的降血脂作用。蛋白质量一般不超过总热量的15%。用植物油代替动物油。限制含胆固醇的动物内脏，如脑、肾、肝、黄油等。为了保持代谢平衡，供给充足的维生素、无机盐及微量元素。

4. 计算出总热量，可按每日三餐分配为 1 / 5 、 2 / 5 、 2 / 5 或 1 / 3 、 1 / 3 、 1 / 3；也可按四餐分为 1 / 7 、 2 / 7 、 2 / 7 、 2 / 7 。

1日食谱举例 1

早餐：脱脂牛奶250mL　花卷（面粉50g）　拌芹菜丝适量

午餐：米饭（大米100g）　炒三丝（瘦肉丝25g　豆腐丝50g　圆白菜丝100g）

晚餐：玉米面发糕（玉米面100g）　清蒸鱼（草鱼100g）　素炒

莴笋150g

睡前半小时加餐：苏打饼干35g

1日食谱举例2

早餐：鲜豆浆250mL 煮鸡蛋50g 花卷（面粉50g） 咸菜少许

午餐：烙饼（面粉100g） 炒鸡丁柿椒（鸡肉50g 柿椒100g）

晚餐：米饭（大米75g） 冬菇油菜（冬菇50g 油菜150g） 砂锅豆腐（海参50g 豆腐100g 白菜50g）

睡前半小时加餐：燕麦片汤（燕麦片25g）

食疗食谱

葛根粉粥

葛根粉30g，粳米50g，共煮粥服用。适用于老年人糖尿病，或伴有高血压、冠心病者。

葛根含黄酮类，具有解热、降血脂、降低血糖作用。

蚌肉苦瓜汤

苦瓜150g，蚌肉100g，共煮汤，加油盐调味，熟后喝汤吃苦瓜蚌肉，适用于轻型糖尿病。

沙参玉竹煲老鸭

沙参30～50g，玉竹30g，老雄鸭 1只，葱、姜、盐少许焖煮，熟后食肉饮汤。适用于中老年糖尿病患者。

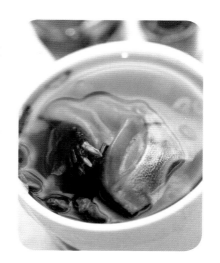

玉米须炖龟

玉米须100g，乌龟 1 只，葱、盐、料酒适量，炖熟食肉饮汤。适用于一般糖尿病患者。

韭菜煮蛤蜊肉

韭菜100g，蛤蜊肉150g，料酒、姜、盐各少许，煮熟饮汤食肉。适用于糖尿病肾阴不足者。

枸杞子蒸鸡

枸杞子15g，母鸡 1 只，加料酒、姜、葱、调料，共煮熟食枸杞子、吃肉饮汤，适用于糖尿病肾气虚弱者。

鲜生地露

鲜生地200g，切成小块，制露500g，每服100g，具有滋阴养肾、生津止渴作用。适用于一般糖尿病患者。

生津茶

青果5个，金石斛、甘菊、竹茹各6g，麦冬、桑叶各6g，鲜藕10片，黄梨2 个（去皮），荸荠（去皮）5个，鲜芦根（切碎）2支，上药共为粗末，每日1 剂，水煎代茶饮。

四粉馒头

配方：面粉500g　山药粉200g　荞麦粉200g　薏苡粉100g　发酵粉10g

制法：用温水溶化发酵粉加入面粉和药粉和成发面坯儿，待面发酵后（因有药粉，而可能不会发酵太好），揉成长面剂，下20个面剂揉搓成馒头待用；另取蒸笼，铺上屉布，逐个码上馒头，将笼以蒸锅上加水1 000mL，用旺火蒸25分钟即可。也可用此药面粉制作其他主食如面条、水饺等。

说明：消渴降糖，可用于各种类型糖尿病。每餐100g 作为主食。

桑竹馒头

配方：玉竹50g　桑皮50g　面粉500g　发酵粉5g

制法：将玉竹、桑皮洗净，放入砂锅内，加水500mL烧开，文火煎煮20分钟（水沸开始计算），将煎液（约200mL）倒至汤碗中备用，将发酵粉放一碗中，用温水（约10mL）溶化，将面粉倒入盆内，倒进酵母液和药煎液和成面坯儿待发酵，面坯儿发酵后揉搓成10个馒头待用，取蒸笼屉铺上屉布，加水1 000mL，用旺火蒸制25分钟即可。

说明：益气增力，生津止渴。适用各类型糖尿病，每餐100g作为主食。

参丝馒头

配方：桔梗10g　沙参12g　菟丝子15g　面粉500g　发酵粉5g

制法：做法基本与玉竹馒头相同。但注意煎煮中药时应经常搅拌，以免菟丝子沉底煳锅。如药液煎煳了切勿食用。

说明：滋阴养肾，生津止渴。每餐100g作主食用。

玉米果馒头

配方：玉米面200g　白果仁粉50g　面粉300g　发酵粉适量

制法：将玉米面、白果仁粉放进面盆，用温水将发酵粉化开，加进面盆与玉米面搅成糊状，可加入面粉和成面坯儿发酵，待面发酵后揉成馒头，加水1 000mL，用旺火蒸25分钟即可。

说明：添力益气，降糖降压。适用各种类型糖尿病，每餐100g作主食用。

双瓜饼

配方：丝瓜200g　南瓜200g　葱末5g　盐10g　味精2g　花生油5g　面粉500g

制法：取500g面粉加水和成面坯儿，稍放待面饧备用；另用清水将两种瓜菜洗净，削去外皮切成细丝放进调馅盆内，加5g盐拌匀、挤出水分，剁碎后再放进盆内，并加入葱末、盐、味精、花生油搅拌均匀备用，将配好的面揉成面剂，下10个小剂子，将面剂按扁，做成直径15cm的圆薄饼，将菜馅均匀摊在面片上的半片上，折过另半片覆盖在菜馅上压实菜饼的周边。用平底锅以慢火烙熟即可。

说明：疗渴充饥，调节血糖。适用于各种类型的糖尿病患者。每餐100g作主食用。

黄白饭

配方：黄芪30g　白术20g　葛根15g　白果粉10g　粳米100g

制法：先将前 3 种药洗净，以清水浸泡15分钟；用砂锅加500mL水，慢火煎煮，取汁约200mL倒进蒸锅；另将粳米洗净放入蒸锅，点火煮开后加进白果粉，改用慢火蒸熟即可。

说明：益气和脉，降糖降压。作主食用。

三叶饭

配方：陈茶叶30g　石榴叶10g　柿树叶10g　粳米100g

制法：先将上三叶与粳米分别洗净并晾干，用慢火将三叶清炒，炒至出潮、泛青时放入粳米，炒至叶黑黄或粳米出香停火，筛出三叶将米放入锅里加水蒸至饭熟。

说明：具有降糖、降压、降脂作用。

肾病综合征引发高脂血症用药与配餐

肾病综合征引发高脂血症用药

肾病综合征在肾小球疾病中较常见。肾病综合征患者常引发高脂血症。其脂代谢特点：高胆固醇血症和（或）高甘油三酯血症，血中低密度脂蛋白浓度升高。肾性脂质代谢障碍增加血液黏稠度，促进血栓、栓塞并发症的发生，还将增加心血管系统的并发症。在对肾病综合征采取特殊治疗的同时，应选用一些对血脂无不良影响的药物。

西药

肾上腺皮质激素及细胞毒药物的应用

泼尼松 1mg /（kg·d），口服 8 周，足量治疗后每1～2周减原用量的 10%，最后以最小有效剂量10mg / 日作为维持量，再服半年至 1 年或更长。

环磷酰胺 口服：每日每千克体重2mg，分1～2次；注射：200mg加入生理盐水注射液20mL内，隔日静脉注射。累积量达6～8g后停药。

氮芥 一般由1mg开始，隔日注射 1 次，每次加量1mg，直至5mg后每周

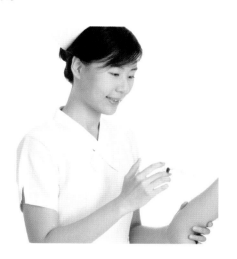

注射 2 次，累积量达每千克体重1.5～2.0mg（约80～100mg）后停药。

抗凝及抗血小板聚集药的应用

潘生丁 50～100mg，每日 3 次，口服，或100～300mg，每日 1 次，静滴。

肝素 50～100mg，每日 1 次，静滴或分次深部肌内注射，4 周为 1 个疗程。

尿激酶 2万～4万U，加入10%葡萄糖500mL内静滴，每日 1 次，2 周为 1 个疗程。

蝮蛇抗栓酶 0.5～1.5U，加生理盐水300mL内，静滴，每日 1 次，10天为 1 个疗程。

川芎嗪 80～120mg或复方丹参10～16mL加入10%葡萄糖500mL内，每日 1 次静滴。

降压治疗

贝那普利 为血管紧张素转换酶抑制剂，常用量5～20mg / 次，每

日 1 次。

卡托普利　为血管紧张素转换酶抑制剂，每次6.25mg开始，渐增至25mg，每日 3 次。

洛沙坦　血管紧张素 Ⅱ 受体拮抗剂，50～100mg / 次，每日 1 次。

氨氯地平　长效二氢吡啶类钙通道阻滞剂，每次5mg，每日 1 次。

利尿消肿　轻度可用噻嗪类，醛固酮拮抗剂，严重水肿用袢利尿剂，亦可给予渗透性利尿剂及提高血浆胶体渗透压。

氢氯噻嗪　噻嗪类利尿剂，常用量25mg / 次，每日 3 次，口服。

氨苯喋啶　保钾利尿剂，50mg / 次，每日 3 次，口服。

安体舒酮　醛固酮拮抗剂，20mg / 次，每日 3 次，口服。

速尿　袢利尿剂，20～120mg / 日，分次口服或静脉注射。

低分子右旋糖酐　250～500mL静脉点滴，隔日 1 次。

血浆活白蛋白　静脉输注，可提高血浆胶体渗透压。

中成药

济生肾气丸

【药物组成】熟地黄　山茱萸（制）　牡丹皮　山药　茯苓　泽泻　肉桂　附子（制）　牛膝　车前子

【功能主治】温肾化气，利水消肿。用于肾阳不足，水湿内停所致的肾虚水肿，腰膝酸重，小便不利，痰饮咳喘。

【用法用量】口服。水蜜丸 1 次6g，小蜜丸 1 次9g，大蜜丸 1 次 1 丸，1日2～3次。

中药单方

车前子　本品具有利尿通淋，渗湿止泻功效，单用本品10g 煎汤代茶饮，可起到消肿、降压、降血脂、抗菌的作用。常用于淋证水肿，目赤涩痛，目暗昏花等症。

玉米须　本品有较强的利尿作用，还能抑制蛋白质的排泄，可用本品30～60g熬水喝。适用于肾病综合征全身水肿，小便不利等症。

薏苡仁　利水渗湿，健脾除痹，常服薏苡仁其中所含有的薏苡仁素、薏苡仁油能健脾轻身，并起到一定的降压作用，降血脂。适用于水肿，小便不利，食少腹胀等症。

杜仲　常服水煎杜仲5～10g可减少胆固醇的吸收，因为杜仲所含的杜仲酸、松脂醇二葡萄糖苷等活性成分，补肝肾，强筋骨，用于胆固醇偏高型高脂血症。

益母草　常服益母草，去瘀，活血，利尿，消肿，降压，轻身。可防治高脂血症及动脉粥样硬化的发生。

中药复方

苏蝉六味地黄丸

【药物组成】紫苏叶6g　蝉衣3g　熟地18g　山萸9g　黄芪15g　泽泻10g　山药18g　丹皮9g　桃仁5粒　玉米须12g　益母草10g

【功能主治】宣肺益肾，通调水道。适用于高脂血症并发肾病综合征者。

【用法用量】水煎，每日1剂，分2次服。

【来源】史宇广，单书健主编.肾炎尿毒症专辑.郑荪谋方.

肾炎三号方

【药物组成】生地30g　山药15g　山萸肉12g　茯苓10g　泽泻10g丹皮10g　党参15g　焦术10g　白茅根30g　益母草30g　黑豆30g（包煎）　黄芪30g　乌梅10g　续断10g　杜仲12g

【功能主治】滋肾固精，利水消肿，补脾益肾。适用于高脂血症并发肾病综合征者。

【用法用量】水煎，每日1剂，分2次服。

【来源】史宇广，单书健主编.肾炎尿毒症专辑.郭维一方.

经验方

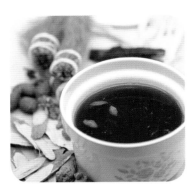

【药物组成】生黄芪20g　木防己12g
炒苍术10g　川黄柏10g　粉萆薢15g　六月
雪20g　五加皮10g　猪茯苓15g　大腹皮
10g　石韦15g　泽兰10g　泽泻15g　鬼箭
羽10g　车前草10g

【功能主治】益气利水，清化湿热，
活血通络。适用于高脂血症并发肾病综合征者。

【用法用量】水煎，每日1剂，分2次服。

【来源】周仲瑛. 周仲瑛临床经验辑要.

温阳逐水饮

【药物组成】鹿角片9g　肉桂3g　巴戟天9g　附子4.5g　黄芪12g
杜仲9g　猪苓9g　商陆9g　黑白丑各9g　泽泻15g　椒目2.4g　茯苓15g

【功能主治】温肾利水。适用于高脂血症并发肾病综合征者。

【用法用量】水煎，每日1剂，分2次服。

【来源】颜德馨. 颜德馨临床经验辑要.

加味越婢汤

【药物组成】麻黄15g　生石膏50g　苍术10g　杏仁10g　甘草7g
生姜15g　红枣3个　西瓜皮50g　红小豆50g　车前子25g（布包）

【功能主治】宣肺解表，利水清热。用于肾病初起，面目水肿或
周身水肿，尿少黄赤，咽喉肿痛，咳嗽气喘等症。

【用法用量】水煎，每日1剂，分2次服。

【来源】张琪. 张琪临证经验会要.

肾病综合征引发高脂血症配餐

（配餐请参考Part 6高脂血症的常规配餐。）

高脂血症并发高血压用药与配餐

高脂血症并发高血压用药

高脂血症和高血压病，常常是相互伴随的两种疾病。同属冠心病的重要危险因素，两者并存时，加重动脉硬化，更应积极治疗。在高血压病的治疗过程中，应该避免使用对血清脂质代谢有不良影响的抗高血压药物，尽量选用对血清脂质代谢有良好作用或无不良作用的抗高血压药物。

西药

卡托普利　血管紧张素转换酶抑制剂，12.5～50mg，1～2次/日，口服

依那普利　血管紧张素转换酶抑制剂，5～10mg，2次/日，口服

贝那普利　血管紧张素转换酶抑制剂，10～20mg，1～2次/日，口服

阿替洛尔　有内源性拟交感活性的β–受体阻滞剂，50～100mg，1次/日，口服

硝苯地平控释片　钙离子拮抗剂，30～60mg，1次/日，口服

氨氯地平（施慧达）　钙离子拮抗剂，5～10mg，1次/日，口服

非洛地平（波依定）　钙离子拮抗剂，2.5～10mg，1次/日，口服

维拉帕米　钙离子拮抗剂，40～80mg，2～3次/日，口服

地尔硫䓬　钙离子拮抗剂，30mg，3次/日，口服

哌唑嗪　α–受体阻滞剂，0.5～2mg，3次/日，口服

吲哒帕胺　具有血管扩张作用的利尿剂，2.5～5mg/次，1次/日，口服

中成药

山菊降压片（山楂降压片）

【药物组成】山楂　泽泻　小蓟　菊花　夏枯草　决明子

【功能主治】平肝潜阳。用于阴虚阳亢所致的头痛眩晕、耳鸣健忘、腰膝酸软、五心烦热、心悸失眠；高血压病见上述症候者。

【用法用量】口服，每次5片，每日2次。或遵医嘱。

【注意事项】偶见胃脘部不适，一般可自行缓解。

三七菊花茶冲剂

【药物组成】三七花　菊花　茶叶提取物

【功能主治】可改善眩晕、头痛、心悸、失眠、耳鸣、烦躁和腰膝酸软等临床症状，收缩压和舒张压均可明显下降。

【用法用量】用温开水冲服，每次1袋，每日2次。

天麻首乌片

【药物组成】天麻　何首乌　丹参　当归　桑叶　黄精　女贞子　白芷　熟地黄　川芎　蒺藜(炒)　墨旱莲　白芍　甘草

【功能主治】滋阴补肾，养血熄风。用于肝肾阴虚所致的头晕目眩，头痛耳鸣，口苦咽干，腰膝酸软，脱发，白发，脑动脉硬化，早期高血压，血管神经性头痛，脂溢性脱发等病症。

【用法用量】口服，1次6片，每日3次。

降压颗粒

【药物组成】决明子　钩藤　黄芩　夏枯草　茶叶等

【功能主治】清热泻火，平肝明目。用于高血压病肝火旺盛所致的眩晕、头痛、目胀、牙痛等症。

【用法用量】开水冲服，每次15g，每日3次。

松龄血脉康胶囊

【药物组成】鲜松叶　葛根　珍珠层粉

【功能主治】平肝潜阳，镇心安神。用于肝阳上亢所致的头痛，眩晕，急躁易怒，心悸失眠，高血压病及原发性高脂血症见上述症候者。

【用法用量】口服，1次3粒，1日3次，或遵医嘱。

中药单方

苦丁茶　味辛甘性大寒，具有散风热、清头目、除烦渴作用。用于降压，降脂。本品10g，开水泡代茶饮。

菊花　味辛苦微寒，具有疏风清热、清肝明目、平肝熄风作用。用于降压，并可降脂。本品30g，水煎5分钟，代茶饮。

牛膝　活血去瘀，补肝肾，强筋骨，利尿通淋，引血下行，本品5～10g水煎代茶饮，常服可以预防高脂血症。能使血管扩张，增加血流量，降低血黏度，降低胆固醇，降血压。

莱菔子　5～10g水煎口服，每日2～3次，轻身减肥，消食化积，降气化痰。适用于高血压病合并高脂血症，见于形体肥胖、食积不化、腹痛泄泻、气喘咳嗽等症。

【功能主治】平肝潜阳，镇心安神。用于肝阳上亢所致的头痛，眩晕，急躁易怒，心悸失眠，高血压病及原发性高脂血症见上述症候者。

女贞子　女贞子适量，研细为末，蜜制为丸（每丸含生药5.3g），每次1丸，每日3次，1个月为1个疗程。适用于高脂血症并发高血压病。

中药复方

莲葚汤

【组成】莲须10g　桑葚12g　女贞子12g　旱莲草12g　淮山药30g 龟板30g（先煎）　牛膝15g

【主治】滋肾养肝，用于肝肾阴虚之高血压病。

【用法】水煎，每日1剂，分2次服。

【来源】邓铁涛.邓铁涛临床经验辑要.

复方槐花降压汤

【组成】槐花25g 夏枯草20g 菊花20g 川芎15g 地龙15g 决明子20g 桑寄生25g

【主治】平肝补肾，清热化瘀用于高血压病。症见眩晕、头痛、烦躁易怒等。

【用法】水煎服，每日 1 剂，2 次分服。

【来源】刘仲则等.心胸血管疾病的中药防治.

黄精四草汤

【组成】黄精20g 夏枯草15g 益母草15g 车前草15g 稀莶草15g

【主治】平肝补脾，通络降压。用于高血压病症见眩晕，手麻者。

【用法】水煎，每日 1 剂，分 2 次服。

【来源】董建华.名医治验良方.

黄石降压汤

【组成】炒黄芩9g 石决明15～30g 生西瓜籽（打碎）15～30g 夏枯草9～15g 桑寄生9～15g 玄参9～15g 干地龙9～15g 黑芝麻12～15g 益母草9～30g 怀牛膝6g

【主治】滋阴潜阳，平肝熄风，降压。用于肝肾阴虚型高血压病，症见头昏头涨，失眠易惊、虚烦不安，五心烦热，多梦健忘，舌红苔黄，脉细数者。

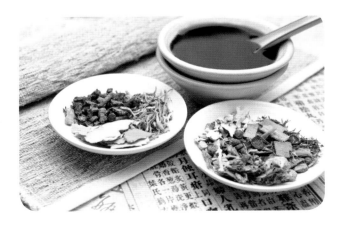

【用法】水煎，每日 1 剂，分 2 次服。

【来源】程爵棠.临床验方集.

地龙决明饮

【组成】地龙15g　决明子、山楂、玉竹各30g　生地黄20g

【主治】化痰散瘀，滋阴平肝，适用于肝肾阴虚型高脂血、高血压。

【用法】水煎，每日1剂，分2次服。

【来源】陕西中医，1999，（8）.

高脂血症并发高血压配餐

配餐原则

1. 要控制总能量，总能量可根据患者的理想体重每日每千克给予83.6～104.5kJ（20～25kcal）。

2. 膳食应做到营养平衡，在限制能量的范围内合理安排蛋白质、脂肪、糖类比例，蛋白质占总能量15%～20%、脂肪占20%～25%、糖类占60%左右，无机盐和维生素达到DRI标准。

3. 要注意烹调方法，以汆、煮、拌、卤等少油制法为主。增加钾的摄入量，限制钠盐的摄入量，对于轻度高血压者或有高血压家族史者，每日3～5g食盐（或折合成酱油15～25mL）。对于中度高血压患者，每日1～2g食盐（或折合成酱油5～10mL）。对于重度高血压病患者应采用无盐膳食。

4. 减少脂肪和胆固醇的摄入量，补充钙和微量元素。

可用食物　富含钾的食物，包括蔬菜、水果、马铃薯、蘑菇等。富含钙、维生素和微量元素的食物，包括新鲜蔬菜、水果、瘦肉等。富含优质蛋白质、低脂肪、低胆固醇食物，包括脱脂牛奶、鱼类、豆制品等。

禁用食物和少用食物　高钠食物，包括咸菜、咸鱼、咸肉、腌制食品、火腿、加碱或发酵粉、小苏打制备的面食和发糕。高脂肪、高胆固醇食物，包括动物内脏、肥肉、鸡蛋黄、松花蛋等。

早餐：米粥（小米25g）　馒头（面粉50g）　豆腐干50g　凉拌蕨菜（蕨菜50g）

午餐：米饭（大米100g）　红烧带鱼（带鱼100g）　炒卷心菜（卷心菜150g）

晚餐：米饭（大米75g）　肉末豆腐（肉末50g　豆腐100g）　炒青菜（青菜150g）　水果100g

早餐：脱脂牛奶250mL　馒头（面粉50g）

中餐：花卷（面粉100g）　鸡肉炖蘑菇（鸡肉50g　蘑菇100g）

晚餐：米饭（大米75g）　肉丝炒芹菜（肉丝50g　芹菜150g）水果100g

食疗食谱

冬竹泥

配方：冬瓜300g　冬菇50g　竹笋50g　豆腐100g　决明子30g　鲜汤4大匙　淀粉、味精、香油、盐各适量

制法：冬瓜块下锅，煮至半熟时捞出。再入冷水浸凉取出备用。冬菇剁成细末；豆腐压碎成泥。将冬菇末、竹笋末、豆腐泥同放一碗中，加盐、味精、香油，搅拌成馅。将冬瓜切成片状，在每两片中间夹上调好的馅，整齐地放在大碗中，并将鲜汤、味精、盐加入，上笼蒸10分钟取出，滤出汤汁留用。将冬瓜反扣在盘中。将决明子放入小砂锅，加水200mL，煮30分钟，滤汁60mL。决明子汁与蒸冬瓜汤汁放入炒锅内，烧开后用淀粉勾芡淋上香油，浇在冬瓜上即可。

说明：降血压，适用于高血压病肝火上炎者、小便短赤。决明子性寒，能清热平肝；冬瓜能解热利水。

水煮荸荠

配方：生石决明40g　去皮荸荠80g　糙米100g

制法：生石决明敲碎入砂锅内加水300mL，放 1 小时滤取汁于搪瓷锅内。荸荠洗净，切成1cm见方的丁，糙米用水淘净。将荸荠丁和糙米入搪瓷烧锅中，加水1 000mL，与石决明的煎汁同煮成粥即可。

说明：平肝潜阳滋阴。用于高血压肝阳偏亢者，生石决明为平肝潜阳主药，荸荠可滋阴生津。

虾卧绿地

配方：芹菜200g　虾米20g　鲜汤 2 大匙　糖、盐、米醋、味精、香油各适量

制法：芹菜离根切去3cm不用，余下的部分洗净，放入沸水锅中，捞出挤干水分，切成长3cm的段，放在盘中。虾米洗净，用热水浸开后捞出，再用刀拍松，放在芹菜上。将糖、盐、鲜汤、米醋、味精、香油放小碗中调匀，浇在芹菜上即可。

说明：清热、平肝、降血压。适用于高血压肝火上炎症。芹菜性凉，能清热平肝。

归海二仙

配方：水发海参150g　当归8g　仙茅18g　仙灵脾12g　炒知母5g
炒黄柏5g　糖4小匙

制法：将水发海参洗净、去肠杂，切大块后再片切成厚片入锅。加水200mL煨煮至烂。将其他的配料入砂锅，加水500mL，煎煮30分钟，滤汁加入海参，再煮20分钟即可。

说明：调整平补阴阳、降血压。适用于高血压病阴阳两虚者、更年期综合征出现的高血压。

注意：每次热食1/ 2小碗，每日 2 次（仙灵脾即是淫羊藿）。

定风芦荟

配方：芦笋150g　黄瓜150g　羚羊角粉0.3g　盐、白醋、糖、味精、香油各适量

制法：芦笋洗净用沸水烫一下，沥干水分切成4cm长的段于盘中，烫后的汤汁留用。黄瓜削去皮切成长4cm的段，再切成条入盐腌后挤去水分，放入盘中。取芦笋汤汁150mL，加入盐、白醋、味精、糖、香油调匀，浇在菜上。将羚羊角粉撒在菜上即可。

说明：滋阴潜阳，平肝熄风。用于高血压病肝阳偏亢化风者。羚羊角为平肝潜阳熄风的要药；芦笋、黄瓜性均偏凉，能滋阴生津。芦笋又为当前较为风行的降血压食品。

玉竹燕麦

配方：燕麦片100g　玉竹15g　蜂蜜适量

制法：玉竹冷水泡发，煮沸20分钟后沥出汁，再加清水煮沸20分钟。取两次汁水，加入麦片，用文火煮成稠厚粥状，加少量蜂蜜食用。

说明：燕麦含大量亚油酸，可治动脉粥样硬化、高血压病、冠心病，加上玉竹更具清热熄风功效。

海带黑木耳

配方：水发黑木耳100g　水发海带50g　葱、香油、盐、味精各适量

制法：海带冲洗净切成细丝，黑木耳切成丝，菜油烧热，加入葱花爆香，倒入海带、木耳丝，迅速翻炒，并边加调料，起锅前淋上香油即可。

说明：此菜有安神、降血压、减少血小板凝聚、防止血栓形成的功效。

白雪香椿

配方：大豆腐100g　香椿芽50g　香油适量

制法：豆腐用沸水烫 3 分钟，沥干待用。香椿芽用冷开水洗，切

成碎段，用香油炒后拌入豆腐，调味即成。

说明：此菜有降血压、清热毒功效。

莲藕木耳汤

配方：莲藕25g　黑木耳25g　冬瓜25g

制法：莲藕去皮切片，黑木耳洗净，冬瓜切成片，用水煮熟。

说明：莲藕有降脂作用；黑木耳可软化血管；冬瓜利尿降压。适用于高血压病、高脂血症。

双心茶

配方：分心木（胡桃内壳）15g　莲子心10g　茶叶10g

制法：沸水冲之当茶饮。

说明：分心木有理气止痛作用；莲子心味苦性寒，是清心降压之佳品；茶叶清头明目，化痰消食。具有降压、清心之效。适用于高血压病、高脂血症引起的头痛、眩晕、郁胀等。

菊花决明子粥

配方：菊花10g　决明子10g　粳米50g　冰糖适量

制法：先把决明子放入炒锅内炒至微有香气，取出，待冷却后与菊花煎汁，去渣取汁，放入粳米煮粥，粥将熟时，加入冰糖，再煮1~2沸即可。

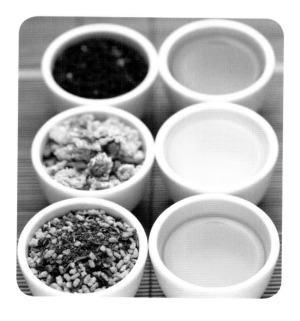

说明：每日1次，7日为1个疗程。清肝明目，降压通便。适用于高血压、高脂血症、习惯性便秘。大便泄泻者忌服。

肥胖型高脂血症用药与配餐

肥胖型高脂血症用药

肥胖症是一个慢性的代谢异常疾病。肥胖症患者常出现高脂血症。其脂代谢障碍的特点主要表现为血清甘油三酯、总胆固醇、低密度脂蛋白升高，高密度脂蛋白降低，它们是引发动脉粥样硬化、冠心病的元凶。积极治疗肥胖症及其并发的高脂血症具有重要意义，即俗话所说的防病胜于治病。药物在肥胖症的治疗中不占主导地位，仅作为辅助治疗或不作为首选。

西药

芬特明　食欲抑制剂，成人每次8mg，每日3次，饭前半小时服用。疗程为3~6个月，显效后可减量或间断服用以维持疗效。

安非拉酮　食欲抑制剂，每次25mg，每日2~3次，饭后0.5~1小时服用，疗程1.5~2.5个月。

西布曲明（曲美）　作用于中枢神经系统以抑制食欲或增饱食感，最佳剂量10~15mg，疗程8~24周。

奥利司他　脂肪酶抑制剂，120mg/次，每日3次，进餐时服药。

甲状腺素片　代谢增强剂，每日30mg开始，逐渐加量，每周调整1次剂量，最大量每日240mg。

中成药

血脂宁丸

【药物组成】决明子　山楂　何首乌　荷叶

【功能主治】化浊降脂，润肠通便。用于痰浊阻滞型高脂血症。症见头昏胸闷，大便干燥。

【用法用量】口服，1次2丸，1日2~3次。

【注意事项】严重胃溃疡，胃酸分泌过多者禁用。

血脂灵片

【药物组成】泽泻　决明子　山楂　何首乌

【功能主治】化浊降脂，润肠通便。用于痰浊阻滞型高脂血症。症见头昏胸闷，大便干燥。

【用法用量】口服，1次4～5片，1日3次。

荷丹片

【药物组成】荷叶　丹参　山楂　番泻叶　补骨脂（盐炒）

【功能主治】化痰降浊，活血化瘀。用于高脂血症属痰浊挟瘀症候者。

【用法用量】口服，糖衣片1次5片，薄膜衣片1次2片，1日3次，饭前服用，8周为1个疗程，或遵医嘱。

【注意事项】偶见腹泻，恶心，口干，脾胃虚寒，便溏者忌服，孕妇禁服。

益心酮片

【药物组成】山楂叶提取物制成的片

【功能主治】活血化瘀，宣通血脉。用于瘀血阻脉所致的胸痹，症见胸闷憋气，心前区刺痛，心悸健忘，眩晕耳鸣，冠心病心绞痛，高脂血症，脑动脉供血不足见上述症候者。

【用法用量】口服，1次2～3片，1日3次。

中药单方

山楂荷叶茶　　山楂15g，荷叶12g，上药研为粗末，加水煎3次，每日1剂，代茶饮。

降压清脂，清热利湿。适用于体形肥胖属脾虚湿蕴型的高血压病，高脂血症。

山菊参合剂　　山楂、菊花、丹参各10g，水煎，每日1剂，代茶饮。柔肝降脂，活血通脉，适用于体形肥胖属气滞血瘀型的高脂血症。

复方山楂煎　山楂、丹参、葛根各50g，水煎，每日 1 剂，分 2 次服。化瘀祛痰，活血降脂。适用于体形肥胖属痰瘀互结型的高脂血症。

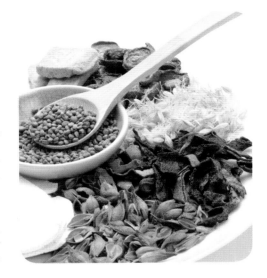

大蒜　大蒜精油胶丸，每次 2～3 丸，每日 3 次。大蒜中含有的挥发性蒜素能清除积存在血管中的脂肪，有明显的降胆固醇作用，主要用于体形肥胖属脾胃虚寒型的高脂血症。

冬瓜　冬瓜肉连皮切碎，每日30g，煎汤代茶，日服数次，经常饮用。或者冬瓜籽10～15g，煎服。每日 1 次，30天为 1 个疗程，经常服用。冬瓜所含的丙醇二酸，不仅能抑制糖类物质转化为脂肪，而且还能消耗体内过多的脂肪，防止体内脂肪堆积。适用于肺热咳嗽，水肿胀满，实体肥胖。

大黄　将大黄提炼成大黄片，早餐、晚餐前半小时各服2～3片，保持每日大便 2 次，一般可用 6 个月。通过其泻下作用影响肠道对胆固醇的吸收，邪热通便，凉血解毒，逐瘀通经，降脂减肥。主要用于瘀热积滞型高脂血症。

中药复方

降脂 1 号袋泡茶

【组成】法半夏、鸡内金各10g　陈皮6g　茯苓15g　山楂、桑葚子、决明子、何首乌各30g

【主治】清肝健脾，燥湿化痰。适用于单纯性肥胖脾虚湿蕴型高脂血症。

【用法】上药研为细末，用袋泡纸分成小包，每日 3 次，每次 1 包，开水冲泡，代茶饮。

【来源】新中医，1993，（6）.

健脾化湿汤

【组成】荷叶、白术各112g　泽泻、茯苓、决明子、薏苡仁、防己各15g　陈皮10g

【主治】健脾利湿，祛痰化浊。适用于单纯性肥胖脾虚湿蕴型高脂血症。

【用法】水煎，每日 1 剂，分 2 次服。

【来源】中医杂志，1993，（4）.

消脂健身茶

【组成】焦山楂、生黄芪各15g　荷叶8g　当归、泽泻各10g　生大黄、生姜各 2 片　生甘草3g

【主治】益气利水，通腑除积。适用于体形肥胖属脾虚湿蕴型高脂血症，动脉硬化，高血压病。

【用法】水煎，每日 1 剂，不拘时代茶饮。

【来源】家庭药茶.

朱曾柏经验方

【组成】焦山楂15g　荷叶、泽泻、薏苡仁各10g　茯苓、黄芪、昆布、甘草各6g　橘红9g　莱菔子5g

【主治】健脾化痰，行气利湿。适用于单纯性肥胖脾虚湿蕴型。

【用法】上药研粗末，和匀，每日适量药粉，加水微煎，频频当饮料喝，也可将药末置于保温瓶中，头夜灌入沸水浸泡，次日当饮料。

【来源】肥胖病150问.

【组成】杏仁、川楝子各12g　防己、生蒲黄（包煎）各15g　泽泻、黄芪、冬瓜皮、荷叶各20g　白芥子、苍术、陈皮各10g　白豆蔻、人参（另炖）各6g

【主治】健脾利湿，行气化痰。适用于单纯性肥胖脾虚湿蕴型。

【用法】水煎，每日1剂，分2次服。

【来源】肥胖病150问.

肥胖型高脂血症配餐

1. 不吃消夜，少吃零食，三餐不要吃得过饱。

2. 少吃油炸食品或甜食，尽量减少米、麦、面粉类食物，多吃富含维生素的新鲜瓜果、蔬菜。

3. 烹调食物时减少用油，特别是动物油。

4. 用餐顺序应该是先蔬菜，再粮食加蔬菜，最后肉类（鱼类为最佳）。

5. 控制饮食加上规律的运动，身体自然就会瘦下来，血脂也会趋向正常。

6. 每日低热量饮食，使摄入热量低于消耗量以减轻体重，每千克理想体重给予热量41.8～83.6kJ（10～20kcal）。蛋白质为每日每千克体重为1g。

早餐：脱脂牛奶250mL　馒头50g　炝拌芹菜100g

午餐：米饭（大米75g）　肉末豆腐（肉末50g　豆腐100g）　素炒油菜（油菜150g）

晚餐：麦片粥（麦片50g）　清蒸鱼75g　炒绿豆芽（绿豆芽150g）

Part 7
高脂血症及其并发症推荐用药与配餐

190

睡前：水果100g

早餐：脱脂牛奶250mL　面包50g　豆腐干50g

午餐：馒头（面粉100g）　蒜蓉荠菜（荠菜200g　大蒜10g）

晚餐：小米粥（小米50g）　凉拌圆白菜（圆白菜200g）　肉末豆腐（瘦肉50g　豆腐100g）

食疗食谱

山楂首乌饮

配方：山楂20g　何首乌20g

制法：山楂与何首乌加水煎煮20分钟，滤去药渣，代茶饮，每天1剂。

说明：降血脂。

大枣芹菜根汤

配方：芹菜根10个　大枣10枚

制法：芹菜根洗净捣烂后与大枣同煎，分2次服，连服15天。

说明：适用于高脂血症。

注意：慢性腹泻者，不宜多食芹菜。

银耳山楂羹

配方：白木耳20g　山楂片40g　白糖1匙

制法：木耳冲洗后，冷水浸泡1天，全部发透，择洗干净，放入砂锅中，并倒入木耳浸液，山楂与白糖同放入木耳锅内，炖半小时，至木耳烂，汁稠成羹离火。当点心吃。每次1小碗，每日1～2次。

说明：适用于肥胖、高脂血症。

紫兔豆腐汤

配方：兔肉60g　紫菜30g　豆腐50g　盐、黄酒、淀粉、葱花各适量

制法：紫菜撕为小片，兔肉切片，加盐、黄酒、淀粉共拌匀，豆

腐磨碎。倒入清水1碗,加盐、豆腐,中火烧开后倒入兔肉煮5分钟,放入葱花,起锅前倒入紫菜搅匀即可。

说明:降血脂。

百合芦笋汤

配方:百合50g 新鲜芦笋200g 黄酒、味精、精盐、素汤各适量

制法:先将百合发好洗净,锅中加入素汤,将发好的百合放入汤锅内,加热烧几分钟,加黄酒、精盐、味精调味,倒入盛有芦笋的碗中即成。

说明:用于肥胖、高脂血症。

紫菜黄瓜汤

配方:黄瓜100g 紫菜、精盐、味精、酱油、香油各适量

制法:紫菜水发后切段入锅,放水烧沸后再放入精盐、酱油、生姜末、黄瓜片,烧沸,最后加入味精和香油即可。

说明:用于肥胖、高脂血症。

绿豆萝卜灌大藕

配方:大藕100g 绿豆100g 胡萝卜125g 白糖适量

制法:胡萝卜洗净,切碎捣成泥,用适量白糖将绿豆和胡萝卜调匀。藕洗净,用刀切开靠近藕节的一端,将合匀的绿豆萝卜泥塞入藕洞内,塞满为止,煮熟后当点心食。

说明:适用于肥胖、高脂血症。

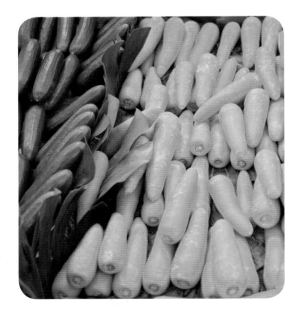

黏液性水肿引发
高脂血症用药与配餐

黏液性水肿引发高脂血症用药

甲状腺功能减退时，出现黏液性水肿，同时引发脂代谢紊乱。其脂代谢的特点是血清中总胆固醇和低密度脂蛋白水平的明显升高，其中主要为低密度脂蛋白水平的升高。因此，甲状腺功能减退的患者，容易患冠心病。应积极治疗原发病。

西药

采用甲状腺素替代治疗。替代治疗的目标是用最小剂量而不产生明显的不良反应。替代用量必须个体化，从小量开始，长期替代治疗者必须监测体重、心功能等，防治因甲状腺素过量引起的骨质疏松、冠心病恶化的发生。

左甲状腺素　一般初始剂量每日为 $25 \sim 50 \mu g$，每 $2 \sim 3$ 个月每日增加 $12.5 \mu g$，长期维持量约每千克体重 $1.4 \sim 1.6 \mu g$。

干甲状腺　初始用量 $15 \sim 30mg$ / 日，视需要每数周增加 $10 \sim 20mg$ / 日，长期维持用量 $60 \sim 180mg$ / 日。

中成药

桂附地黄丸

【药物组成】肉桂　附子（制）　熟地黄　山茱萸（制）　牡丹皮山药　茯苓　泽泻

【功能主治】温补肾阳。用于肾阳不足型高脂血症，症见腰膝酸冷，肢体水肿，小便不利或反多，痰饮咳喘，消渴。

【用法用量】口服，水蜜丸 1 次6g，小蜜丸 1 次9g，大蜜丸 1 次 1 丸，1日 2 次。

桂附理中丸

【药物组成】肉桂　附子　党参　白术（炒）　炮姜　炙甘草

【功能主治】补肾助阳，温中健脾。用于肾阳衰弱型，症见脾胃虚寒，脘腹冷痛，呕吐泄泻，四肢厥冷。

【用法用量】用姜汤或温开水送服，1次1丸，1日2次。

左归丸

【药物组成】熟地黄　山药　枸杞子　山茱萸　川牛膝　菟丝子鹿角胶（烊化）龟板胶（烊化）

【功能主治】滋阴补肾，填精益髓，适用于阴虚内热型高脂血症。

【用法用量】每日2次，每次饭前空腹淡盐汤送服9g，余药水煎，每日1剂，分2次服。

中药单方

刺五加　根茎（干品）9～15g，水煎服，补气益精，安神、强筋，适用于脾肾阳虚型高脂血症，见于身体虚弱或久病气虚，失眠等症。

菟丝子　1000mL（酒5000mL，渍2～3宿）每日3服，降血脂，补阳益阴，固精缩尿，明目止泻。适用于甲状腺功能减退的肾阳亏虚型高脂血症，症见形体肥胖，阳痿，小便频数，目暗不明，脾虚泄泻，阴虚消渴。

白术　10～15g，水煎服，益气健脾、燥湿利水、止汗。主要用于甲状腺功能减退、脾胃气虚痰阻型高脂血症，见于脾胃虚弱、消化不良，痰饮眩晕，小便不利，疲乏无力，虚胀泄泻，水肿，湿痹。

中药复方

四逆汤合四君子汤加减

【组成】附子（先煎）6g　干姜3g　肉桂（研磨吞服）2g　党参15g　茯苓、白术各9g　炙甘草5g

【主治】温补肾阳，行气健脾，适用于甲状腺功能减退性高脂血症脾肾阳虚型偏于脾阳虚。

【用法】水煎，每日1剂，分2次服。

【来源】古今民间妙方.

益气温阳汤

【组成】附子片（先煎）、补骨脂、白术、茯苓各12g　肉桂6g　巴戟天、枸杞子、人参各10g　黄芪、丹参各30g　淫羊藿、鹿角霜各15g

【主治】健脾益气，温阳补肾。适用于原发性甲状腺功能减低性高脂血症，脾肾阳虚型偏于肾阳虚。

【用法】水煎，每日1剂，分2次服。

【来源】现代中医内分泌病学.

附子仙灵汤

【组成】制附子（先煎）、淫羊藿、白术、当归各10g　肉桂（后下）3g　生黄芪、熟地黄各30g　茯苓、山茱萸、白芍药各15g

【主治】温补脾肾，温阳化气。适用于甲状腺功能减低性高脂血症脾肾阳虚型。

【用法】水煎，每日1剂，分2次服。

【来源】中医杂志.1993，（9）.

二仙鹿衔汤

【组成】仙茅、仙灵脾、仙鹤草、半边莲、艾叶各15g　鹿衔草、何首乌、益智仁各30g　巴戟天、五加皮、白芥子、白芷各10g　肉桂6g　细辛3g

【主治】滋阴清热，温阳补肾。适用于甲状腺功能减退性肥胖阴阳两虚型。

【用法】水煎，每日1剂，分2次服。

【来源】新编单方验方大全.内科卷.

海芍汤

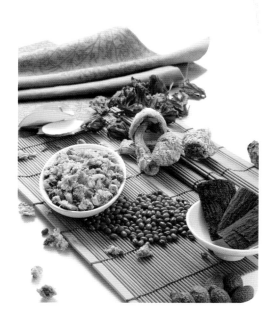

【组成】海藻、赤芍药、泽泻、昆布、生瓦楞子、山楂各15~25g 红花、川芎、牡丹皮各9~15g 桑寄生、何首乌各20g

【主治】化痰祛脂，活血化瘀。适用于痰瘀互结型高脂血症。

【用法】水煎，每日 1 剂，分 2 次服。

【来源】安徽中医学院学报，1998，（5）.

黏液性水肿引发高脂血症配餐

（配餐请参考Part 6高脂血症的常规配餐。）

高脂血症并发冠心病用药与配餐

高脂血症并发冠心病用药

冠心病是冠状动脉硬化性心脏病的简称，是由于血脂长期沉积于冠状动脉壁，形成斑块引起冠状动脉狭窄，最终导致心肌缺血。因此，高脂血症是冠心病的重要危险因素之一。冠心病患者接受降脂治疗后，可以降低其心肌梗死、猝死发生率，为冠脉支架置入术、冠脉搭桥术等有创治疗增加机会。

西药类

硝酸酯类

1. 硝酸甘油

（1）片剂，舌下含服，每次0.5～1mg，每日可多次含服，极量为每天2mg，必要时每5分钟含0.5mg，15分钟内不超过1.5mg。

（2）注射剂，每次1～5mg，加入5%葡萄糖注射液或生理盐水注射液内，以1mg/100mL为宜，不应与其他药混合。

2. 硝酸异山梨酯（消心痛）

（1）片剂，每次2.5～5mg含服，或每次5～10mg，每4～6小时口服1次。

（2）注射剂，50mg加入5%葡萄糖注射液500mL中静脉滴注。

3. 单硝酸异山梨酯（长效异乐定）　每次20mg，每日2次，饭后温水送服。控释片，每次50mg，每日1～2次，口服，不可嚼碎。

β-受体阻滞剂

1. 普萘洛尔（心得安）

（1）片剂，每次10～30mg，每日3次，口服。

（2）注射剂，每次5mg加入5%葡萄糖20～40mL中静脉注射；或者每次10mg加入5%葡萄糖注射液100mL中静脉滴注。

2. 美托洛尔（倍他乐克、美多心安）

（1）片剂，每次12.5～50mg，每日2次，口服，最大量不超过每日300mg。

（2）注射剂，首次5mg，2分钟静脉缓注，或加入5%葡萄糖20mL内每分钟注射1mg。

3. 比索洛尔（康可）　片剂，成人5mg，每日1次，晨起空腹服用。必要时可增至每日10mg。

钙通道阻滞剂

1. 维拉帕米（异搏定）　片剂，每次40～80mg，每日3～4次，口服，维持量每次40mg，每日 3 次。

2. 硝苯地平　片剂，10～20mg，3次／日，口服或舌下含服，缓释剂20～40mg，1～2次／日，口服。

3. 地尔硫䓬（合心爽）　片剂，每次30～90mg，每日 3 次，口服，其缓释制剂45～90mg，2次／日

4. 氨氯地平　片剂，每次5mg，每日 1 次，口服。根据情况可增至每日10mg。

5. 非洛地平（波依定）　片剂，开始每次2.5mg，每日 2 次，口服，可增至每次5～10mg，每日1～2次，口服。

抗血小板药物

1. 阿司匹林　片剂，50～300mg／次，1 次/日，早饭后服用。

2. 噻氯匹定（抵克力特）　片剂，每次250～500mg，每日 2 次，口服。

3. 阿昔单抗　注射液，开始0.25mg／kg，然后静脉滴注10g／（kg·h），共12小时。

溶血栓和抗凝剂

1. 肝素钠　注射剂，每次5 000～10 000单位，深部肌注，每8～12小时肌注 1 次。

2. 华法林钠　片剂，首日15～20mg，次日5～10mg，以后2.5～5mg／日，口服。

3. 尿激酶　注射剂，治疗心肌梗死时，每千克体重1万～2万U，加入5%葡萄糖或生理盐水50～100mL中静脉滴注，时间为30～60分钟。

中成药

复方丹参片

【药物组成】丹参　三七　冰片

【功能主治】活血化瘀，理气止痛。用于气滞血瘀所致的胸痹。症见胸闷，心前区刺痛，冠心病心绞痛者。

【用法用量】口服，1 次 3 片，1 日 3 次。

【注意事项】孕妇慎用。

乐脉颗粒

【药物组成】丹参　川芎　赤芍　红花　香附　木香　山楂

【功能主治】行气活血，解郁化瘀，养血通脉。用于冠心病、动脉硬化、肺心病、多发性梗死性痴呆等心脑血管疾病。或缓解气滞血瘀所致的头痛、眩晕、胸闷、心悸等症。

【用法用量】开水冲服，每次3～6g，每日 3 次。

【注意事项】服药期间忌食肥甘厚味及酒类。

心可舒胶囊

【药物组成】山楂　丹参　葛根　三七　木香

【功能主治】活血化瘀，行气止痛。用于气滞血瘀型冠心病引起的胸闷、心痛、头晕、头痛，颈项疼痛及心律失常、高脂血症等症。

【用法用量】口服，每次 4 粒，每日 3 次或遵医嘱。

【注意事项】心可舒片是其片剂，功效用法同胶囊剂。冠心病症见心阳虚者不宜服用。

心血宁片

【药物组成】葛根和山楂的提取物

【功能主治】化痰通络，祛瘀止痛。用于心血瘀阻、痰阻脉络引起的冠心病、心绞痛、高血压病、高脂血症者。

【用法用量】口服，每次 4 片，每日 3 次。

【注意事项】孕妇忌服。

地奥心血康胶囊

【药物组成】为薯蓣科植物黄山药的根茎提取物

【功能主治】活血化瘀，行气止痛。可扩张冠脉血管，改善心肌缺血，减轻心脏负担，降低血液黏稠度，减少血小板聚集，降低甘油三酯等。用于预防和治疗冠心病、心绞痛、心肌缺血、心律失常、高脂血症及瘀血内阻之胸痹、眩晕、气短、胸痛等症。

【用法用量】口服，每次1～2粒，每日3次。

【注意事项】少数患者空腹服用后有胃肠不适，偶有头晕头痛，可自行缓解。

养心氏片

【药物组成】黄芪　党参　丹参　葛根　山楂　地黄　当归　黄连　灵芝　人参　淫羊藿　延胡索　炙甘草

【功能主治】扶正固本，益气活血，行脉止痛。用于气虚血瘀型冠心病、心绞痛、心肌梗死及合并高脂血症、高血糖等症。

中药单方

山楂　30g，煎服代茶，日服数次，经常饮用。能消食化积，活血散瘀，行气健胃，祛脂减肥。用于积滞型高脂血症，有增加心脏收缩功能及增强冠状动脉血流、降低血清胆固醇等作用。

灵芝　研末，内服，每次1.5～3g，每日3次，长期服用能滋补强壮，扶正固本，减肥安神，对冠心病、高脂血症均有较好的疗效。主要用于神经衰弱、食欲缺乏、久病体虚所致的高脂血症、高血压病、冠心病、慢性支气管炎、哮喘的治疗。

当归　5～15g水煎服，每日2次。当归补血，凉血、止痛、润燥，所含的生物活性物质能够明显抑制肝脏合成胆固醇，降低血清胆固醇的水平。主要用于高脂血症见于血虚萎黄，眩晕心悸，月经不调，闭经痛经，虚寒腹痛，肠燥便秘，形体肥胖者。

丹参　5～15g，水煎服，每日 2 次，长期使用。丹参素，可抑制细胞内源性胆固醇的形成，保护血管屏障，防止脂质沉积，抑制动脉粥样硬化。能祛瘀止痛，活血调经，养血除烦，降脂减肥，主要用于瘀阻型肥高脂血症。

红花　3～9g，水煎服，每日 2 次。活血去瘀通经，降脂减肥。红花含红花黄色素、红花苷等，主要用于血瘀型高脂血症。

中药复方

经验方

【组成】党参（或太子参）18g　竹茹10g　法夏10g　云苓15g　橘红10g　枳壳6g　甘草5g　丹参18g　山楂15g　布渣叶10g　草决明10g　首乌10g

【主治】益气祛痰以通心阳。

【用法】水煎，每日 1 剂，分 2 次服。

【来源】邓铁涛．邓铁涛临床经验辑要.

益心汤

【组成】党参15g　黄芪15g葛根9g　川芎9g　丹参15g　赤芍9g　山楂30g　决明子30g　菖蒲4.5g　降香3g

【主治】益气养心，行气活血，祛瘀止痛。

【用法】水煎，每日 1 剂，分 2 次服。

【来源】颜德馨．颜德馨临床经验辑要.

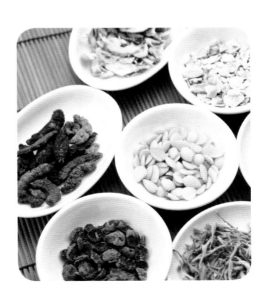

【组成】清半夏20g 陈皮15g 茯苓20g 甘草10g 竹茹15g 枳实15g 石菖蒲15g 人参15g 五味子15g 寸冬15g 郁金10g

【主治】理气和胃化痰。症见胸憋闷，气短心悸，头晕恶心，或吐逆，发作时气憋欲吐，舌体肥大，苔白腻，脉弦滑或短涩者。

【用法】水煎，每日1剂，分2次服。

【来源】张琪. 张琪临证经验会要.

经验方

【组成】黄芪50g 人参15～20g（或党参30g） 红花15g 桃仁15g 川芎15g 葛根20g 丹参20g 寸冬15g 五味子15g

【主治】益气活血化瘀。症见胸闷胸痛，心悸气短，全身衰惫，精神不振，气力不支，动作喘息，舌质紫暗，脉象沉细或短弱者。

【用法】水煎，每日1剂，分2次服。

【来源】张琪. 张琪临证经验会要.

葛红汤

【组成】葛根15g 红花10g 当归10g 川芎10g 赤芍15g 丹参30g 羌活10g 菊花10g 党参10g 麦冬10g 五味子10g

【主治】化瘀定痛，益气养阴。症见胸闷、气短、心悸，舌紫暗，脉象沉细或短弱。

【用法】水煎，每日1剂，分2次服。

【来源】祝谌予. 祝谌予经验集.

高脂血症并发冠心病配餐

配餐原则

1. 注意热量平衡，合并冠心病病人每日摄取的能量控制在8 360kJ（2 000kcal）左右。一般主食每日200～300g，避免过饱，晚饭的量宜少，少食甜食。合并有高甘油三酯血症的肥胖患者，一定限制热量使体重维持在理想水平。

2. 碳水化合物在总热量中的比例，一般应控制在65%以内。宜多吃粗粮、蔬菜、瓜果，以增加纤维素、维生素含量。纤维素可以使肠道减少对胆固醇的吸收。

3. 脂肪的摄入应控制在总热量的25%以下，以植物脂肪为主。胆固醇的摄入量每天应少于300mg。适当吃些精肉、家禽、鱼类是必要的。

4. 蛋白质摄入量应占总热能的15%，应以植物蛋白质为主，占总蛋白质摄入量的50%以上。多吃些大豆蛋白及其制品对降低血胆固醇颇有益。

5. 饮食宜清淡，低盐，对合并有高血压者尤为重要。盐的入量每人每天以不超过4g为宜。多吃新鲜蔬菜水果，提高膳食中钾、钙及纤维素的含量。食盐的摄入量可根据工种、季节及健康情况适当增减。

6. 进食一些保护性食物，如洋葱、大蒜、紫花苜蓿、冬菇、木耳、海带、紫菜等。适量饮茶。

如何进行营养配餐

1. 食物选择　每日可食用脱脂牛奶或酸奶约250mL，鱼100～150g或瘦肉100g，豆制品100g，绿色蔬菜300g，水果100g，粮食200～300g，油20～25g，鸡蛋每周3个。

2. 餐次安排　应少量多餐，每日4～5餐为宜。避免吃得过饱，因饱餐及高脂肪餐能诱发急性心肌梗死。饭菜宜清淡、少油腻、易消化。制作时可多采用蒸、煮、拌、熬、炒、炖等少油的烹调方法。

1日食谱举例1

早餐：脱脂牛奶250mL　馒头（面粉50g）　拌豆腐干芹菜（豆腐干50g　芹菜50g）

午餐：米饭（大米100g）　清蒸鱼冬菇（鱼100g　冬菇50g）　炒小白菜（小白菜100g）

晚餐：米粥（小米50g）　馒头（面粉50g）　炒牛肉丝洋葱（牛肉50g　洋葱100g）　炒绿豆芽（绿豆芽100g）

1日食谱举例2

早餐：脱脂牛奶250mL　拌煮黄豆黄瓜丁（黄豆25g　黄瓜50g）

午餐：蒸两面发糕（玉米面50g　标准粉50g）　炒鸡丝冬菇丝小白菜（鸡肉丝50g　冬菇50g　小白菜100g）　番茄鸡蛋汤（鸡蛋25g　番茄50g）

晚餐：米饭（大米50g）　肉末豆腐（肉末25g　豆腐100g）炒马铃薯柿椒（马铃薯100g　柿椒50g）

食疗食谱

丹参枣

配方：丹参25g　红枣15枚　生姜片10g

制法：将丹参与红枣、生姜加水同煎，半熟时，用牙签将枣扎数孔再煮。枣煮熟后取出，去皮食之。以上为1日量。

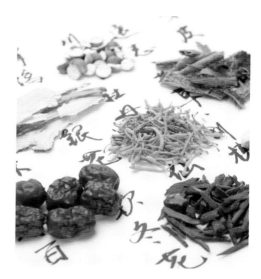

说明：适用于冠心病脾胃虚弱的病人。丹参有养血、活血功效，预防冠状动脉粥样硬化心脏病，缓解冠心病心绞痛的发作，并可健胃、增进饮食。

薤白粥

配方：薤白15g　粳米100g

制法：加水煮成粥，每日1次，可连服1星期。

说明：薤白辛温，是治疗胸痹心痛的主药，此药具有开窍散结、理气止痛之功。适用于高脂血症、冠心病、风心病的心胸满闷者。

红参三七蛋羹

配方：红参粉2g　三七粉1g　鸡蛋50g　盐适量

制法：鸡蛋打碎，放入红参与三七粉，加入适量盐，添水搅匀，放锅内蒸成蛋羹状，每日食用1次。

说明：红参强心补气；三七活血止痛。两味合用，一补一泻，加之鸡蛋的补养作用，适用于高脂血症，冠心病心绞痛。

山楂粥

配方：山楂50g（或鲜山楂60g）　粳米100g　白糖适量

制法：将山楂煎取浓汁，去渣，同洗净的粳米同煮，粥将熟时放入少量白糖，稍煮1～2沸即可。

说明：健脾胃，助消化，降血脂。适用于高脂血症、高血压病、冠心病，以及食积停滞。

三七首乌粥

配方：三七5g　首乌30～60g　粳米100g　大枣2～3枚　冰糖适量

制法：先将三七、首乌洗净放入砂锅内煎取浓汁，去渣，取药汁与粳米、大枣、冰糖同煮为粥。供早晚餐服食。

说明：益肾养肝，补血活血，降血脂，抗衰老。适用于老年性高脂血，血管硬化，大便干燥，神经衰弱。

注意：大便溏薄者忌服。服首乌粥期间，忌吃葱、蒜。

猪肉炒洋葱

配方：猪瘦肉50g　洋葱100g

制法：猪肉、洋葱切片或丝，将植物油少许倒入锅内烧至八成热时，倒入猪肉翻炒，再将洋葱下锅同炒片刻，加入各种调料炒匀即成。

说明：适用于高脂血症，动脉硬化。

开洋煮干丝

配方：五香豆腐干10块　虾米25g　鲜汤、精盐、黄酒、味精各适量

制法：五香豆腐干洗净用沸水烫 5 分钟，用刀切成薄片，再切成丝。然后把香干丝用沸水烫 5 分钟，沥干备用。虾米先用黄酒加鲜汤浸发，待质地发软后，去除杂质，加入适量鲜汤，用文火煮8分钟，加入精盐、干丝同煮15分钟，加少许味精起锅。

说明：降胆固醇。

桂圆莲子茶

配方：桂圆肉10g　莲子15g　银耳5g

制法：将莲子煮熟炖烂，再加桂圆肉和泡开洗净的银耳，于汤内稍煮，而后投入冰糖适量食之。早晚各饮 1 次。

说明：适用于高脂血症伴有头昏眼花、心慌气短、神疲乏力、烦躁失眠者。

山药大枣羹

配方：山药60g　大枣10枚（去核）　白糖适量

制法：共炖烂为羹，再加入白糖适量，搅匀后即可。每日1～2次。

说明：适用于血脂增高伴有倦怠乏力、胸闷纳差、烦热多汗、大便稀薄者。

香橙荸荠糊

配方：山楂肉30g　香橙2枚　荸荠淀粉10g　白糖60g

制法：将山楂肉加水 2 碗在瓦锅内煮后，用纱布滤渣汁待用。香橙捣烂用纱布滤取汁，两汁调匀煮沸，加糖溶解后用淀粉勾芡呈糊状食用。

说明：适用于高脂血症。

牛肉烧萝卜

配方：牛肉50g　白萝卜100g　食油、酱油、葱、姜、食盐、料

酒、味精各适量

制法：将牛肉洗净切成块。白萝卜去皮切成滚刀块，再用开水焯一下去掉萝卜的气味。热油锅将牛肉煸炒到白色时，加入酱油、葱、姜、料酒等调料，炒匀，加少量水刚没过牛肉，用文火炖，等牛肉块快烂时，加入萝卜块，煨到酥烂时，再加入一些食盐、味精等调料即成。

说明：适用于高脂血症。

猪肉炒山楂

配方：猪肉100g　山楂100g　鲜姜、葱、料酒、花椒各适量

制法：将山楂去核，放入锅中加水20mL煮至透熟，猪肉去皮，放在锅中煮到七成熟时捞出，切成片，浸在用酱油、料酒、葱、姜、花椒制成的汁中，1小时后沥干。锅放适量植物油烧热，放入肉片炒成肉色微黄时捞出，沥去油，再把山楂放油锅内略翻炒，肉条入锅同炒，加白糖，用文火收干汤汁即起锅装盘。

说明：适用于高脂血症。

山楂鲤鱼汤

配方：鲤鱼150g　山楂片25g　面粉50g　鸡蛋50g　黄酒、葱段、姜片、精盐、白糖各适量

制法：先将鲤鱼洗净切块，加入黄酒、精盐浸泡15分钟。将面粉加入清水和白糖适量，打入鸡蛋搅成糊，将鱼块入糊中浸透，取出后沾上干面粉，入爆过姜片的油中炸3分钟捞起，再将山楂加入少量水，上火煮透，加入少量生面粉，制成芡汁水，倒入炸好的鱼块煮15分钟，加入葱段、白糖即成。

说明：适用于高脂血症。